新体系看護学全書
準拠

地域・在宅看護論
まとめノート

メヂカルフレンド社

まえがき

2020 年の新型コロナウイルス感染症の拡大を機に，私たちの生活は一変しました。特に，看護基礎教育現場では，感染症の拡大をきっかけに講義や演習，実習の方法をはじめ，教材などの提供法について，急速にデジタル化が進み，学生が自らの知識を整理し，理解する主体的な学びが重要であることが一層重視されるようになってきました。

本書『地域・在宅看護論まとめノート』は，今こそ，学生の主体的で能動的な学修を支援したいという考えから企画されました。本書は，講義や演習で学ぶ内容について，学生自身がみずからまとめる教材です。本書は，教科書である新体系看護学全書『地域・在宅看護論』から重要事項を精選して，まとめあげたものであり，教科書に沿って書き込みができます。今や，言葉をキーボードやタッチパネルで入力するため，自動入力などの機能を使うことが当然になってきていますが，新しい言葉を学習するときには，文字を書き入れながら意味を理解することが学習の基本と考えます。本書は予習，復習のいずれでも，学習者の目的に応じて活用いただける教材です。

さらに，本書では教科書の執筆者の方々にご協力いただき，豊富な事例演習課題を盛り込んでいます。教科書の補助教材として，本書を自己学習に活用する以外に，演習の際のグループ学習などに役立てていただくこともできることと思います。

本書では，教科書の一部のみを内容として取り上げています。しかし，本書に取り上げられていないからといって，その内容が重要ではないということではありません。本書を入り口として，地域・在宅看護の基本的な知識や考え方を系統立って理解できるように，学習を深めていただきたいと考えています。

本書を監修するにあたり，教科書を読み返し，改めてご執筆者の方々の知見と看護への思いの深さを感じ，尊敬の念に堪えません。ここで，執筆者の方々と発刊の機会を与えてくださったメヂカルフレンド社の皆様に心より御礼申し上げます。

最後に，主体的に学びを積み重ねることによって，地域・在宅看護に関する基本的な知識を自分のものにしていただき，看護の魅力を感じていただけることに本書『地域・在宅看護論まとめノート』がお役に立てることを願っています。

2023 年 7 月

河野 あゆみ

監修者一覧

総監修

河野あゆみ	大阪公立大学看護学部地域包括ケア科学分野教授

監修（執筆順）

河野あゆみ	大阪公立大学看護学部地域包括ケア科学分野教授
塚崎　恵子	金沢大学医薬保健研究域保健学系教授
尾﨑　章子	東北大学大学院医学系研究科保健学専攻老年・在宅看護学分野教授
吉行　紀子	株式会社花未来健康研究所はな未来訪問看護ステーション
岡本双美子	大阪公立大学大学院看護学研究科地域包括ケア科学分野准教授
成瀬　　昂	SOMPO インスティチュート・プラス株式会社ヘルスケア・ウィルビーインググループ上席研究員
三輪　恭子	大阪公立大学大学院看護学研究科生活支援看護学領域在宅看護学分野教授
立石　容子	株式会社コメディカハピネス訪問看護ステーション代表取締役
福島奈緒美	大阪府和泉市役所福祉部生活福祉課総括主幹
濱吉　美穂	佛教大学保健医療技術学部看護学科老年看護学領域准教授
牛久保美津子	群馬大学大学院保健学研究科在宅看護学教授
池田　直隆	大阪公立大学看護学部生活支援看護学分野講師
丸山加寿子	大阪市立大学大学院看護学研究科後期博士課程・在宅看護学
丸尾　智実	神戸市看護大学療養生活看護学領域在宅看護学分野准教授
片倉　直子	神戸市看護大学療養生活看護学領域在宅看護学分野教授
田中　陽子	畿央大学大学院健康科学研究科准教授
吉岡　京子	東京大学大学院医学系研究科健康科学・看護学専攻地域看護学分野教授
松原みゆき	日本赤十字広島看護大学看護学部看護学科准教授
藤田　倶子	千里金蘭大学看護学部看護学科地域・在宅看護学教授
小林　　愛	ケアプロ在宅医療株式会社ケアプロ訪問看護ステーション東京保健師
白井みどり	大阪公立大学看護学部高齢者生活行動ケア科学分野教授
加茂ふみ子	前ファミリー・ホスピス株式会社　ファミリー・ホスピス平野ハウスホーム長／在宅看護専門看護師
飯坂　真司	淑徳大学看護栄養学部栄養学科准教授
井上　高博	名古屋市立大学看護学部看護学科在宅看護学領域准教授

目次

デザイン：松田行正＋梶原結実
編集協力：コンデックス（株）

本書の使い方

● **書き込み問題**

・〔❶　　　　　〕は穴埋め問題です。

・〔❶ 左・右 〕と，括弧内に文字があるものは選択問題です。どちらか正しいと思うものに〇をつけてください。

・図表内の問題や演習課題の解答は右側の解答欄に解答を書き込んでください。

・解答は「別冊解答」をご覧ください。

地域・在宅看護論

第 1 章 地域における生活と健康

Ⅰ 地域の人々の生活と健康

A 地域とは

⊗ 地域・在宅看護論p.2-4

1. 地域とは

・世界保健機関（WHO）は，〔 ❶　　　　　 〕を「地理的に区切られた範囲に暮らす人々の集団」[1]と定義している。看護学では，「地理的に区切られた範囲に暮らす共通の特徴をもつ人々，またはその人々をとりまく環境」ととらえられる。

・地域に似た言葉である〔 ❷　　　　　 〕は，地理的に区切られた範囲や空間のことを意味し，〔 ❸　　　　　　　 〕は共通の特徴をもつ人々の集団を意味する。

2. エリアとしての地域

・保健医療福祉分野におけるエリアの地域の水準としては，様々な規模や機能があげられる（図1-1）。

・人々の最も身近な地域である自治会区域や〔 ❹　　　　　 〕などでは，地域行事の案内の知らせや，災害の対応を行うことが多い。

・人々が生活範囲としてイメージしやすい日常生活圏域，サービス提供圏域などは，〔 ❺　　　　　 〕と重なることもある。

・市町村，医療圏，保健所管轄区域，〔 ❻　　　　　 〕などは，行政組織による指示系統が整っている規模や機能をもつエリアである。

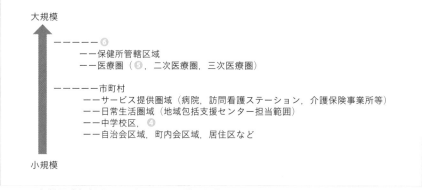

図 1-1　保健医療福祉分野で活用される地域の水準

3. コミュニティとしての地域

・コミュニティとは，絆や仲間意識がある人々など〔 ❼　　　　　　　　 〕を超えてつ

くっている社会を指す。

・多くの人は複数のコミュニティに属して，生活を送っている。

〔 ❽ 　　　　　〕	人々が生まれたときから属しており，最も身近で小さな生活コミュニティである。
〔 ❾ 　　　　　〕	人々の労働の場であり，労働の対価として収入を得て生活を営むことを目的に人々が帰属している。
〔 ❿ 　　　　　〕	幼児，児童，生徒，学生の教育の場であり，幼稚園，小学校，中学校，高等学校，職業訓練学校，大学など様々な教育機関が含まれる。
〔 ⓫ 　　　　　〕	代表的ものとして，地区単位で存在する自治会，多様な住民組織（老人会，青年会，地区社会福祉協議会［地区社協］など）がある。
〔 ⓬ 　　　　　〕	多様な形で存在しており，共通の目的や活動をもつ集団が，対面やソーシャル・ネットワーキング・サービス（SNS）によってコミュニケーションを行う。

Ⓑ 地域における生活と健康

地域・在宅看護論 p.4-9

1. 看護学からみた地域のとらえ方

・看護学から地域をとらえるときには，地域に暮らす人々の〔 ❶ 　　　　　〕と〔 ❷ 　　　　　〕を中心にみることが必要である。

・人々の生活と健康のありようは，その地域の物理的環境と社会的環境が相互に関連し合い，地域の〔 ❸ 　　　　　〕や人々同士の〔 ❹ 　　　　　〕がはぐくまれて形成される。

2. 多様なライフコースをたどる人々の生活と健康

・一人ひとりの多様な人生の道筋に着目した考え方を〔 ❺ 　　　　　〕という。

・人は，人生の様々な〔 ❻ 　　　　　〕をとおして，関係する人々と支え合いながら自らの生きる意味を選択する。

・様々なライフスタイルがみられる現代社会では，人々の ❺ の〔 ❼ 　　　　　〕（多様性）を尊重した看護を提供することが必要である。

・地域には，人種や民族，セクシャリティ，社会階層，思想信条，障害の程度などについて，マジョリティ（多数者）に対して〔 ❽ 　　　　　〕（少数者）に相当する人々が暮らしている。

- ❽ のなかには，例えば，日本語を母国語としない人々，外国の文化教育背景を もつ人々，性的指向と性自認についての少数者である〔❾　　　　〕と称する 人々がいる。
- ❽ の人々の ❺ の多様性を，正しく理解することが大切である。

3. 地域の物理的環境と生活・健康

- 〔❿　**物理的・社会的**〕環境とは，地域の物理的構成要素など，いわばハード ウェアに相当するものである。

❿ 環境の種類	生活・健康との関連性
〔⓫　　　〕〔⓬　　　　〕 〔⓭　　　〕	天候などによって健康や生活が変わる
〔⓮　　　　　　〕 〔⓯　　　　　　〕	利便であれば，生活が効率的になる
〔⓰　　　　　　〕	家族形態や生活に応じて選択する
〔⓱　　　　　　〕 〔⓲　　　　　　〕	設置数が多くアクセスが良ければ，健康管理 をしやすく安心感をもてる
〔⓳　　　　　　〕 〔⓴　　　　　　〕	数，種類，アクセスの良さは，特に子どもを 育てる家庭では重要となる
〔㉑　　　　　　〕 〔㉒　　　　　　〕	数，種類，アクセスの良さは，生活の楽しみ や豊かさにつながる

4. 地域の社会的環境と生活・健康

- 地域の〔㉓　**物理的・社会的**〕環境とは，地域の機能や活動など，いわばソフト ウェアに相当するものである。

㉓ 環境の種類	生活・健康との関連性
〔㉔　　　〕〔㉕　　　〕	生活を営むうえでの基本である
〔㉖　　　〕〔㉗　　　〕	各自治体が，生活と健康の質を考慮している か，どの程度の予算を投入しているかによっ て変わる

〔㉘　　　　〕〔㉙　　　　〕	人々が従事する ㉘ の構造によって，生活や健康は異なる。㉙ の水準が高ければ，生活や健康は良好になる
〔㉚　　　　〕〔㉛　　　　〕 〔㉜　　　　〕	人々の生活や健康に影響する。冠婚葬祭は，当地の ㉚ に沿って進められることがある。㉛ は，生活の目標や楽しみになっていることがある。
〔㉝　　　　〕 〔㉞　　　　〕	整備状況が生活の基盤となる。医療機器を使用する人々の命は ㉞ と直結する
〔㉟　　　　〕	病気や出産時だけでなく，健康であっても，疾患予防・健康増進のための資源を活用することが重要である

5.地域の文化・関係性と生活・健康

・地域の ❸ とは，人々の間で共有される価値観，意識，規範などを意味する。
・地域の ❹ とは，人々同士の関係性，すなわち家族，近隣の人々，友人，同僚などとのかかわりを意味する。

II　生活と健康をめぐる動向

⊗ 地域・在宅看護論 p.9-10

A　人口・世帯に関する動向

・〔❶　　　　　〕とは，人口に占める 65 歳以上の高齢者の割合である。
・〔❷　　　　　　　〕とは，ある期間（1 年間）の出生状況に着目したもので，その年における各年齢（15 〜 49 歳）の女性の出生率を合計したもの。
・日本では，〔❸　　　　〕は 65 歳以上の者を指し，前期 ❸ を 65 〜 74 歳の者，後期 ❸ を 75 歳以上の者としている。
・日本の ❸ は当面増加し，2035 年には，国民のほぼ 3 人に 1 人は ❸ になると推計される[2]。
・1 人当たりの医療費などが最も高い年代である〔❹　　　　　　　〕が，増加する傾向が続いている。

演習課題

●日本の最新の ❶ を調べてみよう。
●日本の最新の ❷ を計算してみよう。
●日本の世帯で増えている「単独世帯」と「核家族世帯」の数を調べてみよう。

Ⓑ 健康に関する動向

⊗ 地域・在宅看護論 p.11

・その国や地域の健康水準を把握する総合的指標として，〔❶　　　　　　　　　〕や

〔❷　　　　　　〕が一般的に活用されている。

・❶は，出生児 1000 人に対する生後 1 年未満の乳児の死亡率である。

・1 年間の死亡状況が今後変化しないと仮定したときに，各年齢の者が，その後に

平均して生きられる年数を〔❸　　　　　　〕という。

・0 歳の❸を❷という。

・心身ともに自立して健康的に生活できる期間である〔❹　　　　　　〕を延ばすこ

とが目標となっている。

演習課題

●日本の最新の❶を調べてみよう。
●日本の最新の❷と❹を調べて，その差を計算してみよう。

Ⓒ 医療・介護提供体制の方向性

⊗ 地域・在宅看護論 p.11-12

〈**変化する社会状況における医療・介護提供体制とは**〉

変化する社会状況（生産年齢人口の減少，疾病構造の多様化，医療技術の進歩，人々の健康や医療への意識の変化）において	➡	ケアを安定的に供給し，持続可能性の高い医療・介護提供体制を確保する必要がある

・〔❶　　　　　　　　　　　　〕法では，病床の〔❷　　　　　　　〕と連携を進め，

在宅医療・介護サービスの充実を図るために〔❸　　　　　　　　〕を策定し，あ

るべき提供体制を構築することになっている[3]。

〈**❸ の内容**〉

> 団塊の世代が 75 歳以上になる 2025 年に向けて，
> ・高度急性期・急性期病床を約 3 割削減
> ・回復期病床を約 3 倍に拡充
> ・慢性期病床を約 2 割削減し，介護施設や在宅医療等を拡充

・「〔❹　　　　　　　　〕（DPC）による医療費の定額払い制度」とは，診断名と医療

行為の組み合わせで分類した区分により決めた金額で，入院患者 1 日当たりの定

額払いを行う制度。2003（平成 15）年から急性期入院医療機関などで導入開始。

MEMO

Ⅲ　生活と健康を支えるケア

⊗ 地域・在宅看護論p.13

Ⓐ　地域の人々の生活と健康を支えるケア

・地域においては，人々の生活と健康を支えるために，多彩な分野から援助を提供したり，地域で暮らす人々同士が互いに気配りや配慮をしたりする〔❶　　　　　〕が必要である。

〈地域における ❶ の内容〉

> 医療における看護だけではなく，
> ・生活の場で提供する医療介護福祉サービスや社会的サービス，住民相互の助け合いによる世話や配慮なども含む
> ・住環境の支援，財産管理などを含む法的支援，就労や教育を含む社会関係の支援なども含む

・地域の人々の生活と健康を支えるケアには，大きく分けて〔❷　　　　　　　〕なケアと〔❸　　　　　　　　　〕なケアがある。

❷ なケア	医療介護福祉ケアなどの公的制度によるサービス，利用者が代価を支払って受けるサービス など
❸ なケア	人々が相互に助け合うかかわり

・これらがうまく機能するよう，各々を調整・連携する，利用方法の相談に応じるなどのしくみが必要である。

Ⓑ　人々の住まい

⊗ 地域・在宅看護論p.13-15

・日本では住民基本台帳法に基づき，各市町村に〔❶　　　　　　　　〕を行い，〔❷　　　　　〕を定めることになっている。

・ ❷ が不明な者については，医療介護福祉ケアを提供する際，❷ の確定から支援を始めることがある。

・介護の必要度からみた高齢者の住まいや施設を，図 1-2 に示す。

・高齢者が元気で自立している場合は，〔❸　　　　　　　　　　　　　　　〕（サ高住），住宅型や介護付きの〔❹　　　　　　　〕などを選択できる。

・高齢者に介護が必要な場合は，介護保険法により〔❺

　　　　　〕〔❻　　　　　　　　〕〔❼　　　　　　　　　　　〕（特養）〔❽

　〕などを選択できる。

・療養者が施設等に短期間入所し，日常生活の世話を受けて，一時的に生活する〔❾　　　　　　　　〕というケアがある。

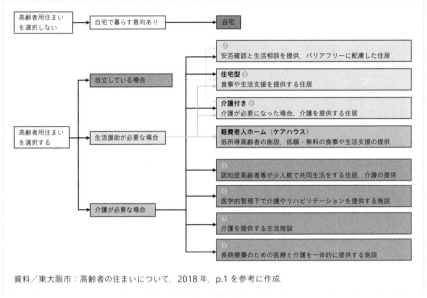

資料／東大阪市：高齢者の住まいについて，2018年，p.1を参考に作成．

図 1-2　介護の必要度からみた高齢者の住まい

C 医療介護福祉ケア

⊗ 地域・在宅看護論 p.15-17

1. 診療

・診療では，病院や診療所における入院・外来診療のほか，外来受診が困難な人々に対して，〔❶　　　　　〕や〔❷　　　　〕が提供される。

❶	計画的に服薬処方，検査，医療処置が提供される
❷	療養者の状態が急変したとき，療養者などの求めに応じて，医師が緊急的に療養者宅を訪問して診療を行う

・診療には〔❸　　　　〕と〔❹　　　　　〕がある。

❸	どのような疾患や状態にも対応し，必要に応じて❹につなぐ役割をもつ，人々の生活に身近な診療。〔❺　　　　　　　〕〔❻　　　　　　　　〕などとよばれる
❹	特定の疾患に対して，専門的な診療や高度な先端医療を提供する

2. 訪問看護

・〔❼　　　　　　〕では，看護師が療養者の住まいを訪問し，日常生活の援助や生活・疾病管理に関するアドバイス，医療的ケアなどを提供する。

・❼は，〔❽　　　　　　　　　　　〕が提供する場合と，診療所などが提供する

場合がある。

・対象者は，中重度の障害や疾患のある療養者であることが多い。

3.リハビリテーション

・リハビリテーションは，理学療法士，作業療法士，言語聴覚士などのリハビリテーション専門職（リハビリ職）によって提供されるケアである。

〈**地域におけるリハビリテーションの種類**〉

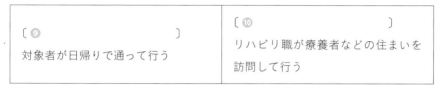

〔 ❾　　　　　　　〕 対象者が日帰りで通って行う	〔 ❿　　　　　　　〕 リハビリ職が療養者などの住まいを訪問して行う

・訪問型のリハビリテーションには，訪問看護ステーションのリハビリ職が提供するもの（制度上，訪問看護とよぶ）と，病院・診療所・介護医療院・介護老人保健施設のリハビリ職が提供する ❿ などがある。

4.訪問介護

・訪問介護において，訪問介護員（〔 ⓫　　　　　　　〕）が提供するケアには〔 ⓬　　　　　〕や〔 ⓭　　　　〕がある。

・⓬ は，自分で生活動作ができない人のからだに，直接接触して行う介助のことである。

・⓭ は，利用者本人や家族が，家事をすることが困難な場合に行う日常生活の援助のことである。

〈**訪問介護の具体的内容**〉

⓬	食事，入浴，排泄，整容，体位変換，清拭，洗髪などの介助。通院のための乗降介助も含む
⓭	調理，洗濯，住居の掃除や整理整頓，生活必需品の買い物など

5.通所ケア

・通所ケアのうち，〔 ⓮　　　　　　　〕は日常生活の世話を受ける通所介護を意味し，〔 ⓯　　　　　〕は通所リハビリテーションを意味する。

・通所ケアは，家族が介護から一時的に離れて，リフレッシュしたり休息したりする〔 ⓰　　　　　　〕としての役割もある。

6.地域福祉ケア

・地域福祉ケアを提供する主な機関として，社会福祉法人である〔 ⓱　　　　　　　〕（社協）がある。

〈 ⑰ の概要〉

目的	〔 ⑱　　　　　　　　〕法に基づく地域福祉事業の推進と，これらへの住民参加の援助
内容	判断能力が不十分な人々に対する〔 ⑲　　　　　　　　　　〕事業，経済的困窮者などへの貸付支援，小中学校での福祉教育，ボランティアの登録や活動先の紹介 など

D インフォーマルなケア

〉※ 地域・在宅看護論 p.17-18

・〔 ❶　　　　　　　　〕とは，人生のなかで障害や問題に直面し，同じ立場や課題を経験してきたことを生かして，仲間として支え助け合うこと[4]。

・〔 ❷　　　　　　〕には，地縁による自治会・町内会，老人クラブ，子ども会などの組織や，行政からの依頼や委嘱による〔 ❸　　　　　　〕〔 ❹　　　　　　〕，健康づくり推進員，母子保健推進員などがある。

・地域には，人々が気軽に集まり自由に参加できる，〔 ❺　　　　〕や〔 ❻　　　　　　〕〔 ❼　　　　　〕がある。

E ケアの連携

〉※ 地域・在宅看護論 p.18-19

・ケアの提供時には，対象者のニーズを把握したうえで，ケアの内容を調整する〔 ❶　　　　　　　　　〕が必要となる。

〈 ❶ の実施者〉

法律による区分	実施者
介護保険法によって要介護認定を受けた者等に対する ❶	〔 ❷　　　　　　　　　　　〕（ケアプランセンター）や〔 ❸　　　　　　　　　　　〕に所属する〔 ❹　　　　　　〕（ケアマネジャー）
障害者総合支援法による ❶	〔 ❺　　　　　　　　〕など

・❹（ケアマネジャー）は，対象者や家族の相談に乗りながら，必要なケアを提案し，〔 ❻　　　　　　　〕を作成する。さらに，❻ に沿ってケアを受けられるように調整し，定期的に ❻ を見直す（モニタリング）。

・医療機関から退院する際，地域連携（もしくは退院支援）部門の看護師やソーシャルワーカーが行う退院支援は，広い意味での ❶ である。

・地域のなかで，ケアを円滑に連携できるよう，医療介護福祉ケア機関と住民組織，そのほかの様々な機関が協働して活動するしくみを〔 ❼　　　　　　　　〕という。

文献
1) World Health Organization：A Glossary of terms for Community Health Care and Services for Older Persons, WHO Centre for Health Development Ageing and Health Technical Report Vol.5, 2004.
https://apps.who.int/iris/handle/10665/68896（最終アクセス日：2022/8/29）
2) 国立社会保障・人口問題研究所：「日本の将来推計人口（平成29年推計）」の出生中位・死亡中位仮定による推計結果.
3) 厚生労働省：第7章 国民が安心できる持続可能な医療・介護の実現，令和2年版 厚生労働白書；令和時代の社会保障と働き方を考える，2020.
https://www.mhlw.go.jp/stf/wp/hakusyo/kousei/19/index.html（最終アクセス日：2022/8/29）
4) 岩崎香・秋山剛・山口創生他著：障害者ピアサポートの専門性を高めるための研修の構築，日本精神科病院協会雑誌，36（10），2017，p.990–995.

参考文献
・グレン・H・エルダー，ジャネット・Z・ジール編著，正岡寛司・藤見純子訳：ライフコース研究の方法；質的ならびに量的アプローチ，明石書店，2003.
・佐伯和子編著：地域保健福祉活動のための地域看護アセスメントガイド；地区活動ならびに施策化のアセスメント・活動計画・評価計画の立案，第2版，医歯薬出版，2018.
・武田裕子・大滝純司編集：新体系看護学全書 健康支援と社会保障制度① 医療学総論．第1版，メヂカルフレンド社，2020.

第 2 章 地域・在宅看護の基礎

I 生活と健康を支える地域・在宅看護

A 地域・在宅看護の定義と位置づけ

1. 地域・在宅看護の定義と目的

⊗ 地域・在宅看護論 p.22-23

・地域・在宅看護とは，あらゆる年代の，疾病や健康障害のある人々やそのリスクの高い人々とそれを取り巻く家族，地域の人々に対して，生活の場で提供する看護である。

・地域・在宅看護は，看護職が提供するケアの一つである。

・地域・在宅看護の目的は，対象の〔❶　　　　　　　　　〕をより良く保つことと日常生活の自立である。

〈地域・在宅看護の特徴〉

〔❷　　〕性	対象である人々にとって身近であり，気軽にアクセスできる
〔❸　　〕性	それぞれの病期やライフコースに継続的に提供する
〔❹　　〕性	対象者やその家族のすべての健康課題に対して提供する
〔❺　　〕性	地域のなかの他のケア機関や住民と協働し，そのしくみをつくる
〔❻　　〕性	個々の対象者の意向，個別性やこれまでの文脈（ものごとの背景）を重視する

・本書において〔❼　　　　〕は，看護職が療養者の生活の場に出向いて，保険給付などを伴って提供する看護であり，地域・在宅で提供される看護の形態の一つとして位置づける。

2. 地域・在宅看護とヘルスケアシステム

・地域におけるヘルスケアシステムには，次の 3 段階がある[1]。

段階	目的
〔❽　　〕予防	特異的予防（予防接種など），健康増進（健康教育など）

MEMO

〔 ❾ 　　　〕予防	早期発見（健康診断など），早期治療
〔 ❿ 　　　〕予防	機能障害防止（悪化防止のための適切な治療など）やリハビリテーションによる，QOL 向上や社会復帰

・地域・在宅看護を担う看護職として，主に〔 ⓫　　　　　〕と〔 ⓬　　　　　〕があげられる。

〈ヘルスケアシステムにおける実践内容の現状〉

⓫	❾ 予防・❿ 予防が中心
⓬	❽ 予防・❾ 予防が中心

Ⓑ 地域・在宅看護の機能

⊠ 地域・在宅看護論 p.23-26

1. 地域・在宅看護の機能

・地域・在宅看護における看護職の役割は，次のように多岐にわたる。

役割	看護内容
〔 ❶ 　　　〕	対象者のニーズをアセスメントし，必要な看護を提供する
〔 ❷ 　　　〕	対象者に必要な在宅ケアサービスやインフォーマルな支援を調整する
〔 ❸ 　　　〕	療養に必要な知識や健康・医療管理の方法を対象者に教える
〔 ❹ 　　　〕	対象者の気持ちを把握し，ケアや医療に関する適切な選択について相談に乗る
〔 ❺ 　　　〕	他の在宅ケア提供者と連携をとりながら，協働して対象者に看護を提供する
〔 ❻ 　　　〕	自らニーズを伝えられない対象者に代わって，人間としての基本的なニーズを守る
〔 ❼ 　　　〕	地域のニーズを把握するために調査などを行い，事業の改善策などを提案する

2．日本における地域・在宅看護実践と提供機関

1　訪問看護師

・訪問看護ステーションや診療所などの訪問看護部門に所属する。

・看護小規模多機能型居宅介護（通称：看多機）として，宿泊や通所に伴う看護を提供する事業所への所属もある。

2　医療機関の退院支援・退院調整看護師

・〔 **8** 　　　　　〕や〔 **9** 　　　　　　〕は，医療機関の地域連携部門などの看護師が担当する。

・個別のケア調整のみでなく，医療圏内のケア機関と連携するケアシステムづくりに携わることもある。

3　地域包括支援センターの保健師・看護師

・地域包括支援センターには，保健師（もしくは地域ケアなどの経験のある看護師）が配置される。

・高齢者への相談，予防活動，圏域内のケアシステムづくりを行う。

4　保健所などの保健師

・〔 **10** 　　　　　〕（医療保険を補完する形で国民の医療費を補助する制度）[2]　の対象疾患などについては，保健所などから保健師等が療養者に訪問指導を行う。

5　介護・福祉施設・介護サービスの看護師・保健師

・通所介護などの介護サービスを提供する際に，看護師がバイタルサインの測定や，簡単な健康相談，健康チェックなどを行う。

・介護・福祉施設においても看護師等が配置され，医療措置のほか，容体の急変時の対応などといった利用者の健康管理を行う。

6　外来の看護師

・診察前後の問診，診察や検査を円滑に行うための業務のほか，「情報収集する」「訪問する」など積極的に働きかける〔 **11** 　　　　　　〕を行う場合もある。

Ｃ　地域・在宅看護の対象

> ✖ 地域・在宅看護論 p.26-27

・地域・在宅看護の対象は〔 **1** 　　　　　〕〔 **2** 　　　　　　　〕〔 **3** 　　　　　〕である。

・対象者を意味する言葉には，次の2つがある。

〔 **4** 　　　〕	疾病や健康障害がある者，療養することが生活の基本となっている者
〔 **5** 　　　〕	訪問看護をはじめ，フォーマルなケアのサービスを利用している者に限定される（地域・在宅看護の対象者の場合は，サービスを利用していない潜在的ニーズをもつ者も含む）

MEMO

D 対象を理解するモデル

❋ 地域・在宅看護論 p.27-31

1. 国際生活機能分類

・地域・在宅看護において対象者個人をとらえる際は，病態や健康障害とともに〔 ❶　　　　 〕についての理解が必要となる。

・❶ の理解において活用できるモデルとして〔 ❷　　　　　　　　 〕（ICF）があげられる[3]。

・❷ では生活機能を，〔 ❸　　　　 〕・〔 ❹　　　　 〕，〔 ❺　　　 〕〔 ❻　　　 〕の 3 種類の概念でとらえており，これらは相互に関連している（図 2-1）。

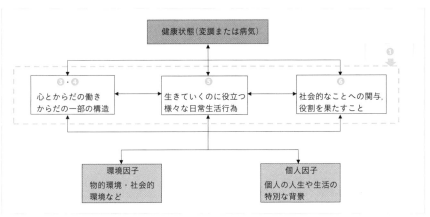

図 2-1　❷ による対象者のとらえ方

〈 ❷ 国際生活機能分類の効果〉

> ・対象者の弱みと強みに注目し，人の生活全体を理解できる
> ・ケアに携わる専門職の共通言語として活用でき，専門職間の協働や連携を行いやすくする[4]

2. カルガリー家族看護モデル[5]

・地域・在宅看護において，家族の全体像を把握し，援助方法を導き出す[6] ための家族アセスメントモデルとして，代表的なものである。

・〔 ❼　　　　　　　 〕モデルと〔 ❽　　　　 〕モデルから構成される。

・特徴は「家族は自ら回復できる存在」と捉えていることである。

3. ニューマン・システムモデル[7]

・地域・在宅看護の対象である個人，家族，地域・コミュニティをシステムとして理解する際に活用できる。

・〔 ❾　 〕の力を引き出すことを基盤としている。

4. コミュニティ・アズ・パートナーモデル[8)9)]

- 地域をアセスメントし，地域を支援する際に活用できるモデル。ニューマン・システムモデルを基盤とし，地域を対象として考案された。
- 〔❿   〕の車輪が示され，その中心にコア（人口特性や文化，価値観，習慣など）となる人々が位置づけられる。
- コアの周囲には8つのサブシステム（物理的環境，教育，安全と交通，政治と行政，保健医療と社会福祉，情報，経済，レクリエーション）があり，相互に影響し合う。
- これらの枠組みに従い，アセスメントと分析を行い，予防の視点から地域に介入する。

Ⅱ 地域・在宅看護の理念

Ⓐ 地域共生社会

地域・在宅看護論 p.31-32

1. 地域共生社会とは?

〈地域共生社会の定義〉

地域住民や地域の多様な主体が〔❶   〕として参画し，人と人，人と資源が世代や分野を超えて〔❷   〕つながることによって

➡

住民一人ひとりの暮らしと生きがい，地域を共に創る社会

- 地域共生社会の理念は，2017（平成29）年の介護保険法改正で示された，「高齢者に限定せず，多世代すべての人々のための包摂的なシステムをつくること」を目指している。
- 2020（令和2）年の社会福祉法改正により，地域共生社会の実現のため，複雑で困難なケアニーズに対応できるよう〔❸   〕を行うこととなった。

2. 地域・在宅看護実践における地域共生社会の活用

- 健康面や心理社会面の問題は，家族内で世代を超えて連鎖し，問題が複雑化することが多い。このため地域共生社会の理念を踏まえてかかわることが重要となる。
- 〔❹   〕といわれる子どもたちは，患者などの家族の世話に追われて，孤立や将来への不安を感じている場合がある。包摂的な支援（排除せずに広く包み込む支援）や，子どもたちが助けを求められるしくみが必要である。
- 「自己実現だけでなく相互実現をする生き方」や「支援を必要とする人々が助けを求められる社会の実現」を目指すこと[10)]は，地域共生社会の理念そのものである。

B アドボカシー

地域・在宅看護論 p.33

・アドボカシーは〔❶　　　　　〕と訳される。

・アドボカシーとは「自分の権利を主張すること」や「自分で身を守ることができ
ない社会的弱者に代わって，その〔❷　　　　〕と〔❸　　　　〕を擁護する一連の
支援」を意味する。

・アドボカシーを意識してかかわる対象者は，社会的弱者であることが多い。この
場合，自らのニーズをうまく表現できない状態であっても，その意思決定権を最
大限尊重することが重要である。

〈地域・在宅看護実践におけるアドボカシーの活用例〉

知的障害や認知症のため，食事を摂ることを拒否する対象者の場合	➡ 本人の健康と生命を守るために，食事の摂取は必要なので，対策を講じる姿勢が必要
足の不自由な高齢者が，病院行きのバスの乗車口に高いステップがあるため，通院に困っている場合	➡ バス会社にノンステップバスなどの導入を働きかける，行政にバリアフリーなまちづくりを提案する など

C ノーマライゼーション

地域・在宅看護論 p.34-35

・ノーマライゼーションとは，障害者が障害のない者と同じ環境や同じ状況で，
〔❶　　　　　〕や〔❷　　　　　〕を送ることを目指す理念である。

〈ノーマライゼーションの歴史〉

1950 年代	デンマークのバンク・ミケルセンにより，知的障害者に対する福祉の基本理念として初めて提唱された
1981 年	国際障害者年のこの年，日本でも定着し始める
1993（平成 5）年	障害者基本法が制定。これを受けて，1995（平成 7）年には「障害者プラン：ノーマライゼーション 7 か年戦略」が策定された[11]

・"ノーマライゼーションの育ての親"といわれるスウェーデンのニィリエは，
ノーマライゼーションの 8 原則を示している（表 2-1）[12]。

表 2-1　ノーマライゼーションにおける 8 原則

原　則	説　明
1. ノーマルな一日のリズム	朝起きて，普通の食事をして仕事や学校に行く。施設の都合でベッドでご飯を食べたり，日暮れ前に夕飯を食べたりしない。
2. ノーマルな一週間のリズム	一定の場所に住み，他の場所で仕事をしたり，学校に通ったりする。週末は余暇活動を行う。余暇活動を自分の生活している同じ施設で行うことは間違っている。
3. ノーマルな一年のリズム	休日，国民の祝日，個人的に大切な意味のある日など，ノーマルな四季の変化を楽しむ。
4. ノーマルなライフサイクル	幼児，学童，若者，成人，そして高齢になるという，年代にふさわしい経験を可能な限りする。
5. ノーマルな自己決定の権利	自分で決めた選択をし，希望をもち，周囲もそれを認め尊重する。
6. 生活している文化圏にふさわしいノーマルな性的生活のパターン	男性も女性もいる社会で交流し恋愛する。他の人たちと同じように，自分の暮らしの場においても自由で自然な形で男女が交流するべきである。
7. 生活している国にふさわしいノーマルな経済的パターン	他の人たちが保障されている基本的な経済的・社会的な安心と，公的な経済援助を受け，自由に使えるお金があり，その国の経済に参加するべきである。
8. 生活している社会におけるノーマルな環境面のニーズ	普通の場所で普通の大きさの家に住み，地域社会に溶け込む。障害があるからといって，大きな施設に住むことはない。

出典／ベンクト・ニィリエ著，ハンソン友子訳：再考ノーマライゼーションの原理：その広がりと現代的意義，現代書館，2008.

・ノーマライゼーションを実現するための社会的環境整備の手法として，〔❸　　　　　　　　　〕や〔❹　　　　　　　　　　　　　　　〕がある[13]。

❸	社会生活を送るうえで障壁となる，環境や制度上のバリアを除去しようとする考え方
❹	障害の有無にかかわらず，すべての人が利用しやすい環境，製品，建築などを目指す考え方

・ノーマライゼーションが浸透したケアを提供するには，ケアにかかわる人々や地域ぐるみで，その考え方を共有しながら進めることが必要である。

〈地域・在宅看護実践における「ノーマライゼーションの理念の活用例」〉

「胃瘻による経管栄養が必要な慢性疾患のある子ども」が教育を受けることについて，訪問看護師として支援する場合	➡	障害のある子どもと障害のない子どもが，同じクラスで学ぶ場合，障害のある子どもが普通の教育を受けられるだけでなく，障害のない子どもが障害のある子どもを通して，様々なコミュニケーション方法を学ぶ機会になる。こうした考え方（〔❺　　　　　　　　　〕）を共有することが望ましい

MEMO

Ⓓ プライマリヘルスケア

地域・在宅看護論 p.35-36

・プライマリヘルスケア（PHC）とは，実践的で科学的に有効で社会に受容される手段と技術に基づいた，基本的で欠くことのできないヘルスケアを意味する。1978年，世界保健機関（WHO）と国連児童基金（ユニセフ）による共催会議で採択された，〔❶　　　　　　　　　〕で提唱された理念。

・❶によって，人々は，個人として自らのヘルスケアの企画と実施に参加する権利と義務を有することが明確にされた。

・人々の〔❷　　　　　　　　　〕が十分でない場合や，ケアに関する資源が不足している場合，プライマリヘルスケアの理念を活用することが求められる。

・自然災害，パンデミックが起きたときや，貧困な地域などで生命や安全がおびやかされて基本的なケアの資源を入手できない場合は，プライマリヘルスケアの理念を活用し，地域の実情に合わせ，すべての人々にとって適正なしくみをつくることが求められる。

〈地域・在宅看護実践における「プライマリヘルスケアの理念の活用例」〉

十分な義務教育を受けていない療養者に，訪問看護師が内服薬の服用方法を教える場合	➡	薬袋に「薬の説明をわかりやすく書く」「服用する錠数を大きな字で書く」など，療養者にわかりやすい手法でアプローチする
災害時に，飲料水や清潔な水の不足，トイレやゴミ置き場の衛生状況の悪化などが重なり，感染症の発生リスクが高まるとき	➡	被災者に対して，適切な手洗い方法やトイレの清掃方法，ゴミの捨て方のルールなどを知らせて，基本的な衛生面を整えることで，被災地域の健康を守る

Ⓔ ヘルスプロモーション

地域・在宅看護論 p.36-38

・ヘルスプロモーションは，1986年に世界保健機関（WHO）が提唱した〔❶　　　　　　　〕において，「人々が自らの健康とその決定要因をコントロールし，改善することができるためのプロセス」と定義された。

・ヘルスプロモーションの普及によって健康を維持しやすくなる。

・対象者の〔❷　　　　　　　〕のために，ヘルスプロモーションの理念を用いて「対象者への教育」や「対象者を取り巻く生活環境を整える働きかけ」を行う。

〈地域・在宅看護実践における「ヘルスプロモーションの理念の活用例」〉

人工呼吸器を装着した難病患者が在宅療養を開始する場合	➡ ケアチームをつくり，役割分担して，本人や家族への医療処置などの教育，環境面を整えるためのアプローチを行う
「介護サービスの利用は世間体が悪い」ととらえる地域の場合	→ 社会全体での介護支援の必要性，介護サービスの利用方法，介護予防の方法などを住民にわかりやすく周知する

Ⓕ エンパワメント

⊗ 地域・在宅看護論 p.38-39

・エンパワメントは「人々への能力の付与」である。人々に対して自信を与え，自己決定力を強化して自己実現を目指すことができるよう，援助すること。

・エンパワメントは，いかなる対象者にも問題解決能力があり，〔❶　　　　　〕（自分で自分の生き方を選択すること）の権利があることを前提とする。

〈地域・在宅看護実践における「エンパワメントの理念の活用例」〉

疾病や健康障害のため自信を失い，❶ を行うことが難しい対象者の場合	→ ・対象者の〔❷　　　　　〕（ある行動を，自分はどの程度適切に行えるかについての認知）を高めるようにかかわる ・対象者の強みや肯定的な面に焦点を当てた支援である〔❸　　　　　〕（強み）の考え方を活用する

・対象者と看護職が対等な〔❹　　　　　〕をもち，対象者の❶とエンパワメントを促すように援助する。

・対象者の潜在能力だけでなく，対象者の環境要因となる家族や周囲の人々，地域を，❸ととらえてかかわることが特徴的である[14]。

Ⅲ 地域・在宅看護の変遷

Ａ 地域・在宅看護の原点

※ 地域・在宅看護論 p.39-41

1. イギリスでの地区看護師活動の始まり

・〔 ❶   〕（1820 ～ 1910）は，19 世紀終わりにすで
に，「（中略）究極の目的はすべての病人を家庭で看護することである」[15] として，
地域・在宅看護の重要性を明言している。

・貿易商のウィリアム・ラスボーン（1819 ～ 1902）と ❶ は，リバプールにおいて
1865 年頃までに町全体を 18 地区に分け，〔 ❷   〕を配置し，主に貧
しい病人に訪問看護を行うしくみをつくった。この活動はイギリス全土に広まっ
た。

2. アメリカでの訪問看護師活動の始まり

・アメリカでの地域・在宅看護の始まりは，1877 年にニューヨーク伝道団女性支
部が看護師フランシス・ルーツを正式に雇い，貧しい人々を訪問し，看護を提供
したことである。その後，他団体も〔 ❸   〕を雇い始め，東部の都市
の貧民や移民を対象に〔 ❹   〕が開設された[16]。

・リリアン・D・ウォルド（1867 ～ 1940）は 1893 年，貧しい移民層が住むニュー
ヨークのヘンリー街に〔 ❺   〕を設立した。

・ ❺ とは，看護師や社会福祉事業家などが，貧民層が多く暮らす地域で生活を共
にし，価値観を共有しながら地域社会の改善を図る活動のこと。

・1925 年頃にはメアリー・ブレッキンリッジ（1881 ～ 1965）が，ケンタッキー
州の山村部住民を対象に「開拓地の看護サービス」を始めた。1 万人近くにサー
ビスを提供し，死亡率が低下したといわれている[16]。

Ｂ 日本の地域・在宅看護活動の始まり

1. 明治時代の地域・在宅看護活動

※ 地域・在宅看護論 p.41-42

・イギリスやアメリカと同様，日本でも都市部を中心に慈善事業の一環として発展
してきた。

1886（明治 19）年	新島襄が京都看病婦学校を設立
1891（明治 24）年	鈴木まさが慈善看護婦会を開設。貧困者向けの派出看護のしくみをつくる

1892（明治25）年	新島襄が，婦人伝道師を同伴して貧困家庭を訪問する巡回看護婦制度を開始
1911（明治44）年	生江孝之が，欧米の地域・在宅看護活動を紹介し，その必要性を説く

2. 大正時代の地域・在宅看護活動

・当時，日本の妊産婦の健康状態は極めて劣悪な状況にあり，母子保健対策が重要課題であった。

・1923（大正12）年の関東大震災では，死者・行方不明者が10万人以上に及んだ。急増した貧困層の医療需要に応じるため，〔❶　　　　　　　　　　　〕が臨時に始まった[17]。

1919（大正8）年	東京賛育会が巡回産婆事業を始める
1923（大正12）年	❶が始まる
1924（大正13）年	大阪市堀川乳児院の看護婦が出産家庭訪問を始める

Ⓒ 地域・在宅看護活動の発展

地域・在宅看護論 p.42-43

・昭和初期，アメリカの地域・在宅看護に影響を受けた活動が日本で始まった。

1927（昭和2）年	〔❶　　　　　　　　　〕が公衆衛生看護部を開設
1930（昭和5）年	大阪で「朝日新聞社会事業団〔❷　　　　　　　　　〕」設立

・第一次世界大戦以降は，農村部住民の劣悪化する生活の改善を目的とし，妊産婦や乳幼児の保護を中心とした看護が展開された。

1934（昭和9）年	〔❸　　　　　　　　　　　〕設立[18]
1935（昭和10）年	〔❹　　　　　　　　　〕として，東京市（当時）京橋に東京市特別衛生地区保健館設立
1938（昭和13）年	〔❺　　　　　　　　　〕として，埼玉県所沢に埼玉県特別衛生地区保健館設立

D 地域・在宅看護活動の制度化

※ 地域・在宅看護論 p.43-45

医師の往診を発展させた訪問看護活動（1970年代前半）

一部の病院で，医師の往診を発展させた形で看護婦による訪問が行われた

↓

自治体事業としての訪問看護活動（1970年代）

訪問看護活動は，一部の自治体から事業としても提供されていた

↓

訪問看護活動の制度化（1980年代以降）

急速な高齢化とともに老人医療費の増大が問題視され，高齢者保健医療福祉サービスを統合する動きがみられた

・現在の地域包括ケア体制の基盤となった法律として，〔❶　　　　　　　〕（1963[昭和38]年制定）と〔❷　　　　　　　〕（1982[昭和57]年制定）がある。

・❷ により，保健婦などによる〔❸　　　　　　　〕が老人保健事業として位置づけられた。また ❷ により，訪問看護が〔❹　　　　　　　　　　〕として初めて診療報酬化された。

E 地域包括ケアの発展

※ 地域・在宅看護論 p.45-46

1989（平成元）年	高齢者保健福祉推進十か年戦略（〔❶　　　　　　　〕）が策定され，施設や在宅ケアサービスの整備の具体的な数値目標が設定された
1992（平成4）年	老人保健法改正により〔❷　　　　　　　〕制度が創設され，❷ ステーションが制度化された
1994（平成6）年	・健康保険法改正によって，高齢者に限定せず，在宅療養者全般に対象を拡げた〔❸　　　　　　　〕制度となり，❸ ステーションに名称変更された ・新高齢者保健福祉推進十か年戦略（〔❹　　　　　　　〕）の策定
2000（平成12）年	〔❺　　　　　　　〕の施行　※1997[平成9]年制定
2006（平成18）年	介護保険法の改正による〔❻　　　　　　　〕の新設

Ⅳ 地域・在宅看護の倫理

A 看護と倫理の基本的な考え方

※ 地域・在宅看護論 p.46-47

1. 倫理の定義

・人間として望ましく，良い行動をとるにあたっての〔❶　　　〕的な基準となる ものである。

・どのような行動や態度をとるべきか，その行動をとる理由は何かといったことに ついて，説明するときに役立つ体系的な知を意味する。

・すべての看護職は，常に〔❷　　　　　　〕をもち，倫理に従った判断を行う ことが重要である。

・❷とは，現実で起こる〔❸　　　　　　〕に気づき，そのことに取り組もうと する感性を意味する。

2. 倫理4原則

・看護においては，次に示す倫理4原則に従うことが必要である[19), 20)]。

〔❹　　　　　　〕原則	対象者の自己決定を尊重する，あるいは，対象者が良い自己決定をできるようにすること
〔❺　　　　　　〕原則	対象者にとって最善の利益や幸福を追求し，恩恵を与える善い行為をすること
〔❻　　　　　　〕原則	対象者がこうむる可能性のある苦痛や苦悩を避けること
〔❼　　　　　　〕原則	対象者を公平，平等に扱い，利益やリスク，コストなどを公平に配分すること

B 地域・在宅看護における倫理的問題

※ 地域・在宅看護論 p.47-49

・看護職が体験する倫理的問題は，次の3つに分類される[21)]。

倫理的〔❶　　　　〕	その倫理的問題の全貌がよくつかめず，どのような倫理原則や倫理的価値にかかわっているかが，不確かなこと

倫理的〔❷　　　〕	その倫理的問題に複数の倫理的価値が関与していて，それらを両立できず，いずれの価値も無視できないこと
倫理的〔❸　　　〕	倫理原則や倫理的価値に基づく正しい判断はできるが，組織の方針や社会規範などの現実的制約のため，その判断に基づく行動を実行できないときに生じる悩み

文献
1）医療情報科学研究所編集：公衆衛生がみえる 2020–2021，メディックメディア，2020，p.2–9.
2）医療情報科学研究所編集：公衆衛生がみえる 2020–2021，メディックメディア，2020，p.160–167.
3）世界保健機関編：国際生活機能分類；国際障害分類改定版，中央法規出版，2002.
4）安藤邑惠執筆：ケアが必要な高齢者の捉え方〈小木曽加奈子編著：高齢者ケアの質を高める ICF を活かしたケアプロセス，学文社，2015，p.8–14.〉
5）小林奈美著：グループワークで学ぶ家族看護論；カルガリー式家族看護モデル実践へのファーストステップ，第 2 版，医歯薬出版，2011.
6）岡本双美子執筆：在宅看護における家族支援〈河野あゆみ編集：新体系看護学全書，在宅看護論，第 5 版，メヂカルフレンド社，2019，p. 103–119.〉
7）ベティ・ニューマン原著編集，野口多恵子他監訳：ベティ・ニューマン看護論，医学書院，1999.
8）エリザベス T. アンダーソン，ジュディス・マクファーレイン編，金川克子他監訳：コミュニティアズパートナー；地域看護学の理論と実際，第 2 版，医学書院，2007.
9）Anderson, E.T. & McFarlane, J.: Community as partner；theory and practice in nursing 8th edition, Wolters Kluwer, 2018.
10）原田正樹著：地域共生社会の実現に向けて；その背景と方向性，保健師ジャーナル，74（10），2018，p.818–823.
11）厚生労働統計協会編：国民衛生の動向；マッピング（主要指標一覧）付き 2020/2021，2020，p.77.
12）ベンクト・ニィリエ著，ハンソン友子訳：再考 ノーマライゼーションの原理；その広がりと現代的意義，現代書館，2008.
13）医療情報科学研究所編集：公衆衛生がみえる 2020–2021，メディックメディア，2020，p. 254–257.
14）日本在宅ケア学会編：在宅ケア学の基本的考え方〈在宅ケア学 第 1 巻〉，ワールドプランニング，2015，p.69–73.
15）F. ナイチンゲール著，湯槇ます監修，薄井坦子他編訳：地域看護婦は何をすべきか，ナイチンゲール著作集 第 2 巻，現代社，1974，p.59–65.
16）Stanhope, M., Lancaster, J.: Public health nursing; population-centered health care in the community, Tenth Edition, Mosby Elsevier, 2019, p.22–44.
17）大国美智子著：保健婦の歴史，医学書院，1973，p.1–16.
18）高橋政子著：写真でみる日本近代看護の歴史；先駆者を訪ねて，医学書院，1984，p.92–115.
19）箕岡真子著：認知症ケアの倫理，ワールドプランニング，2010，p.23–33.
20）宮脇美保子著：身近な事例で学ぶ看護倫理，改訂版，中央法規出版，2020，p.32–52.
21）大西香代子：看護ケアにおける倫理的課題〈髙崎絹子・山本則子編著：看護ケアの倫理学，放送大学教育振興会，2009，p.64–75.〉

参考文献
・F. ナイチンゲール著，湯槇ます監修，薄井坦子他編訳：ナイチンゲール著作集 第 3 巻，現

代社, 1977.
・市村久美子・島内憲夫編集：新体系看護学全書 別巻 ヘルスプロモーション, 第 I 版, メヂカルフレンド社, 2020.
・武田裕子・大滝純司編集：新体系看護学全書 健康支援と社会保障制度① 医療学総論, 第 I 版, メヂカルフレンド社, 2020.
・筒井真優美編集：看護理論家の業績と理論評価, 医学書院, 2015.
・日本看護歴史学会編：日本の看護のあゆみ；歴史をつくるあなたへ, 第 2 版改題版, 日本看護協会出版会, 2014.

第 **3** 章 地域・在宅看護を支えるしくみ

Ⅰ 地域・在宅看護を支える制度

Ⓐ 介護保険制度

⊗ 地域・在宅看護論 p.52-63

1.介護保険制度の理念・目的

・家庭内の介護力が低下している一方，介護を必要とする者の割合が増加していく。

〈**介護保険制度の目的**〉

> ・介護にかかわるサービスを統合して一体化
> ・民間事業者や様々な団体の参入によって，多様なサービスと社会資源を増やし，効果的・効率的に介護施策を実施する
> ・必要な財源を確保する

2.介護保険制度のしくみ

・利用者自らがサービスを選択し，サービス計画の作成にも参画するという利用者主体のしくみであり，利用者の自立を支援するものである。

・介護サービスの財源を社会保険方式で確保した。

➡高齢者の介護は家族が担うという従来の考え方から，社会全体で支えるという考え方への転換点となった。

3.介護保険制度の動向

・介護保険制度は，国民の生活・健康状況，社会・経済状況，および将来を見据えた改正が行われてきた（表3-1）。

・2005（平成17）年の第1次改正では，要支援・要介護状態になることや重度化の防止のための介護予防が重視され，〔❶　　　　　　　　　　　　　〕において要支援者の介護予防ケアマネジメント支援が実施された。

・2011（平成23）年の第3次改正では，地域包括ケアが推進された。

・2014（平成26）年の第4次改正では，〔❷　　　　　　　　　　　　　〕の構築が推進された。

➡予防給付の一部（〔❸　　　　　　〕〔❹　　　　　　〕）の地域支援事業（介護予防・日常生活支援総合事業）への移行など。

・2017（平成29）年の第5次改正では，高齢者の自立支援と要介護状態の重度化防止，地域共生社会の実現を図るとともに，介護保険制度の持続可能性を確保することが配慮された。

➡「日常的な医学管理」や「看取り・ターミナル」などの機能と，「生活施設」としての機能を兼ね備えた〔 ❺　　　　　 〕の創設など。

表 3-1　介護保険法の主な改正（地域・在宅看護に関連した事項）

1997（平成9）年	介護保険法制定
2000（平成12）年	介護保険制度施行
2005（平成17）年	介護保険法一部改正（第1次） • ❶ の設置 • 介護予防ケアマネジメントの推進 • 地域支援事業の創設 • 地域密着型サービスの創設 • 施設給付の一部変更
2011（平成23）年	介護保険法一部改正（第3次） • 地域包括ケアの推進 • 定期巡回・随時対応サービスの創設 • 複合型サービスの創設 • 介護予防・日常生活支援総合事業の創設（市町村による任意）
2014（平成26）年	介護保険法一部改正（第4次） • ❷ 構築の推進 • 在宅医療・介護連携の推進 • 認知症施策の推進 • ❸・❹ の地域支援事業への移行 • 介護予防・日常生活支援総合事業を全国で実施 • 特別養護老人ホーム入所者を要介護3以上（原則）に限定 • 低所得者の保険料軽減の拡大 • 一定以上所得のある第1号被保険者の自己負担を2割に引き上げ
2017（平成29）年	介護保険法一部改正（第5次） • 地域包括ケアシステムの深化・推進 • 自立支援・重度化防止に向け全市町村が保険者機能の強化 • 新たな介護保険施設として ❺ の創設 • 介護保険と障害福祉制度に新たな共生型サービスを位置づけ • 2割負担者のうち特に所得の高い層の負担割合を3割に見直し

4. サービスの利用手続き

① 被保険者が市町村に要介護認定を申請する。

② 市町村は，認定調査（心身の状況に関する5分野の74項目の基本調査と特記事項）を行う。

③ 基本調査の結果から，必要な介護サービスの指標として要介護認定等基準時間の長さを算出する（コンピューターによる1次判定）。

④ 1次判定結果，特記事項，および主治医意見書に基づき，介護認定審査会において要介護認定を行う（2次判定）。

⑤ 要介護・要支援状態の区分が決定する。

・要介護認定の有効期間は，市町村が介護認定審査会の意見に基づいて3～36か月の範囲内で定めることができる。

5. 介護保険による給付

・保険者は〔 ❻　　　 〕（特別区を含む）である。

・被保険者は〔 ❼　　　 〕に保険料を支払う。

・被保険者は第1号被保険者（〔 ❽　 〕歳以上の者）と，第2号被保険者（〔 ❾　 〕

歳以上〔⑩　　　〕歳未満の医療保険加入者）に区分される。

〈受給権者〉

第1号被保険者の場合	要介護者と要支援者
第2号被保険者の場合	老化に起因する疾病（特定疾病）による要介護者と要支援者

・給付対象となる〔⑪　　　　　　　〕には，要支援者を対象とする介護予防サービス（予防給付）と，要介護者を対象とする介護サービス（介護給付）がある。

・これらのサービスには，都道府県が指定・監督を行うサービスと，市町村が指定・監督を行う〔⑫　　　　　　　　　〕がある。

・そのほか，住宅改修も保険給付の対象となる。

・〔⑬　　　　　　　〕については介護給付のみである。

・⑬の〔⑭　　　　　　　〕には，介護老人福祉施設（特別養護老人ホーム），介護老人保健施設，介護療養型医療施設（2023年度末までに廃止予定），⑮がある。

・サービスの額は，〔⑮　　　　　〕として単位が決まっている。

保険の給付額

・保険給付は〔⑯　　　〕給付である。

・利用者は，費用の1割（一定以上の所得がある場合は2割または3割）を自己負担分として支払う。

・残りの費用は，保険者である市区町村からサービス事業者に直接支払われる。

・居宅サービスでは，〔⑰　　　　〕状態区分に応じて保険給付の支給限度基準額が決まっている。

・支給限度基準額を超えた額については，全額が利用者の自己負担となる。

・自己負担額が月の一定額を超えた場合の負担軽減策として，所得に応じた高額介護・高額介護予防サービス費制度，および高額医療・高額介護合算制度が実施されている。

6. 地域支援事業

1 介護予防・日常生活支援総合事業（総合事業）

・2014（平成26）年の介護保険法改正により，〔⑱　　　　　　　〕事業（総合事業）はすべての市町村で実施することとなった。

	内容	対象者
介護予防・生活支援サービス事業	① 訪問型・通所型サービス（運動・口腔・栄養改善事業などを含む） ② 栄養改善を目的とした配食，定期的な安否確認・緊急時対応　など	介護予防〔 ⑲　　　　　　　〕による該当者
一般介護予防事業	〔 ⑳　　　　　　　　　〕事業， 〔 ㉑　　　　　　　　　〕事業 など	第1号被保険者

2 ｜ 包括的支援事業

・介護予防ケアマネジメント，総合相談支援，権利擁護，包括的・継続的ケアマネジメント支援，〔 ㉒　　　　　　 〕会議の推進，在宅医療・介護の連携推進，認知症施策の推進，生活支援サービスの基盤整備が進められている。

3 ｜ 任意事業

・〔 ㉓　　　　　　 〕が地域の実情に応じて，介護給付費用適正化事業，認知症高齢者見守り事業，家族介護継続支援事業，成年後見制度利用支援事業，福祉用具・住宅改修支援事業などを実施する。

Ⓑ 医療保険制度

⊗ 地域・在宅看護論 p.63-67

1. 医療保険制度とは

・医療保険制度は，被保険者が保険者（保険の運営者）に対して保険料を支払い，医療が必要になったときに療養の給付（医療サービス）を受けるというしくみである。
・必要な医療サービスの現物給付が基本的であり，対象となる医療サービスは診療報酬で定められている。
・保険診療行為は点数化され，〔 ❶　　　　　　　 〕表に示されている。
・診療報酬は，〔 ❷　　　　　 〕を行った医療機関および保険調剤を行った保険薬局などに支払われる。

2. 医療保険制度の種類

・日本の医療保険制度は，大きく次の3つに分かれている。

医療保険制度	被保険者	保険者
〔 ❸　　 〕保険 （〔 ❹　　・　　 〕保険）	75歳未満の被雇用者	全国健康保険協会，各健康保険組合など

〔 ❺ 〕保険 （〔 ❻ 〕保険）	農業者・自営業者など	各都道府県・各市町村，各国民健康保険組合など
〔 ❼ 〕 制度	75歳以上の者（65〜74歳で障害がある者を含む）	〔 ❽ 〕

- ❼制度は，高齢者の医療の確保に関する法律に基づき，2008（平成20）年度から実施されている。
- ❽は，都道府県ごとに設置されており，都道府県単位ですべての市町村が加入する。

3. 保険診療のしくみ

〈被保険者の自己負担金〉

❸ 保険（ ❹ 保険）	3割。ただし，未就学児および70歳以上の者は2割（現役並み所得者は3割）
❺ 保険（ ❻ 保険）	
❼ 制度	1割（現役並み所得者は3割） ※2022（令和4）年10月から，一定以上の所得者は2割負担。

- 保険医療機関等は，〔 ❾ 〕（レセプト）を審査支払機関に提出し，〔 ❿ 〕を請求する。
- 審査支払機関は審査を行ったうえで医療保険者に請求し，医療保険者から支払いがなされる。

4. 医療の給付

- 医療保険の給付額は，一つ一つの保険診療行為において ❿（点数単価）が定められており，原則として出来高払い方式である。
- 一部，〔 ⓫ 〕（DPC）に基づく入院1日当たりの包括評価を原則とした支払い方式（PDPS）も導入されている。
- 医療の給付は基本的に〔 ⓬ 〕給付であるが，一部〔 ⓭ 〕給付も行われている（表3-2）。

表 3-2　医療保険制度の⑬給付の概要　　　　　　　　　　　　　　　　　　　M E M O

給付名	内容	給付額（標準）
傷病手当金	被保険者が，傷病のため連続して休業した4日目以降の所得保険である。国民健康保険にはない。	1日につき，標準報酬日額2/3相当額が支給される。ただし，事業主から報酬の一部や，同一疾病での傷害厚生年金等がある場合は，差額分が給付される。
出産手当金	被保険者の出産予定日前6週間から産後8週間までの休業期間に給付される。国民健康保険にはない。	1日につき，標準報酬日額2/3相当額が支給される。ただし，事業主から報酬の一部を受けている場合は，差額分が給付される。
出産育児一時金	被保険者または扶養家族が，出産したときに給付される。	42万円（産科医療補償制度加入病院で出産した場合の額）が給付される。
移送費	被保険者または扶養家族が，療養の給付を受けるために，病院（診療所）に移送された時に給付される。ただし，移動が著しく困難で，移送が緊急またはやむを得ないもので，移送により適切な療養の給付を受けた場合に限る。	最も経済的な通常の経路と方法で移送されたときの費用から算定した額が給付される。
埋葬料（葬祭費）	被保険者または扶養家族が，死亡したときに給付される。	5万円が給付される。ただし，国民健康保険では低額の場合が多い。

5. 医療介護総合確保推進法

・2014（平成26）年，「地域における医療及び介護の総合的な確保を推進するための関係法律の整備等に関する法律（医療介護総合確保推進法）」が制定された。

・法整備の一環として，2015（平成27）年の国民健康保険法の改正などがある。

ⓒ 障害者支援の制度

⊗ 地域・在宅看護論 p.67-76

1. 理念・目的

〈主な法律における「障害者」の定義〉

障害者基本法	〔①　　　　　〕〔②　　　　　〕〔③　　　　　　〕（発達障害を含む）その他の心身の機能の障害がある者であって，障害及び〔④　　　　　〕により継続的に日常生活又は社会生活に相当な制限を受ける状態にある者
身体障害者福祉法（身体障害者のみ）	〔⑤　　　　　〕や〔⑥　　　　　　〕など身体上に障害のある者で，都道府県から〔⑦　　　　　　　〕の交付を受けた者
障害者総合支援法	「難病等」を追加

2. 障害者支援の変遷

1　障害福祉に関連する法・制度の整備

・1947（昭和22）年に児童福祉法，1949（昭和24）年に〔⑧　　　　　　　　〕が制定され，障害者・児への支援が法的に保障された。

- 1950（昭和25）年に〔 ❾　　　　　　　　　　　〕（制定時は精神衛生法）が制定された。
- 1960（昭和35）年に〔 ❿　　　　　　　　　　　〕（制定時は精神薄弱者福祉法）が制定された。
- 1970（昭和45）年に〔 ⓫　　　　　　　　　　〕（制定時は心身障害者対策基本法）が制定された。
- 1975年に国際連合が採択した「〔 ⓬　　　　　　　　　　〕」により，障害のある人もない人も，互いに支え合い，地域で生き生きと明るく豊かに暮らしていける社会を目指す[1]〔 ⓭　　　　　　　　　　〕の理念が広がった。
- 1982（昭和57）年に「障害者対策に関する長期計画」，1993（平成5）年に「障害者対策に関する新長期計画」を策定し，心身障害者対策基本法を改正して名称を ⓫ に変更し，障害者の自立と社会活動への参加促進を理念とした施策を推進した。
- 1995（平成7）年に「障害者プラン～ノーマライゼーション7か年戦略」，2002（平成14）年に「新障害者プラン～重点施策実施5か年計画」を策定し，具体的な実施内容と目標値を示した。

2　支援費制度から障害者自立支援へ

従来	措置制度
2003（平成15）年～	〔 ⓮　　　　　〕制度が施行される
2005（平成17）年～	〔 ⓯　　　　　　　　　　〕が制定（翌年施行）。利用者負担は定率負担（応益負担）で，サービス給付額の1割を原則とした
2011（平成23）年～	障害者基本法および障害者自立支援法が一部改正され，応能負担を原則とすること，対象に〔 ⓰　　　　　　　　　〕が含まれることなどが定められた

3　障害者総合支援法の成立

- 障害者自立支援法は，2013（平成25）年，名称が「障害者の日常生活及び社会生活を総合的に支援するための法律（障害者総合支援法）」に変更された。

〈障害者自立支援法から障害者総合支援法への変更に伴う改正点〉

基本理念	・「すべての国民が，障害の有無にかかわらず，等しく基本的人権を享有するかけがえのない個人として尊重される」こと ・社会参加の機会の確保と地域社会における共生 ・社会的障壁の除去　など

障害者の定義	難病などを追加
その他	・障害程度区分を改めて〔❶〕区分とした ・重度訪問介護サービスの対象者拡大 ・共同生活介護（ケアホーム）の共同生活援助（〔❶ 　　　）への一元化　など

3.障害福祉サービスのしくみ

・障害福祉サービスは，自立支援給付と地域生活支援事業からなる。

1　自立支援給付

・介護給付，訓練等給付，相談支援，自立支援医療，補装具の給付がある。

自立支援医療　〔❶　　　　　〕（身体障害者の障害軽減のための医療費），〔❷

〕（身体障害児の治療費），〔㉑　　　　　　　　〕（精神障害者の通院治療費）が，障害者

自立支援法の施行に伴い自立支援医療に移行された。

2　地域生活支援事業

・市町村と都道府県のそれぞれの必須事業と，地域の実情に応じて実施する事業が

ある。

・市町村が行う必須事業には，相談支援，意思疎通支援，日常生活用具給付，移動

支援，地域活動支援センター，福祉ホーム，〔㉒　　　　　　　　　　　　　〕事業

などがある。

・都道府県は，市町村が行う地域生活支援事業を広域的・専門的に支援し，人材育

成を図る。

成年後見制度利用支援事業　成年後見制度とは，〔㉓　　　　　〕〔㉔　　　　　　　〕

〔㉕　　　　　　　〕，判断能力の不十分な成人の財産や権利を保護し支援するための

制度である。

　➡市町村は，成年後見制度利用の支援，地域で後見人，保佐人，補助人を適正に

　　実施できる人材の育成，および適切な利用を促進するための研修を行う。

4.障害福祉サービス利用までの流れ

・本人または家族から申請を受けた市町村は，申請者の〔㉖　　　　　　　〕認定

調査を行う。

・㉖は障害者が必要とする支援の程度を示すもので，6段階に区分され，〔㉗　〕

が最も必要度が高い。

申請者が訓練等給付を希望する場合

・調査結果をもとに，暫定支給を行う（支給決定前にサービスを利用して適切性を判断

するために支給する）。

・サービスの継続利用の際，申請者の最終意向とサービスの適切性を判断した後に，

正式に支給を決定する。

○ 申請者が介護給付を希望する場合

・コンピューターによる〔㉘　　　　　〕が行われる。

・㉘ の結果，概況調査，特記事項，医師の意見書により，〔㉙　　　　　　　　〕に
　よる 2 次判定が行われる。

・㉙ は，㉖ を審査するとともに，区分有効期限やサービスの支給に関する意見も
　提出する。

・以上の結果をもとに，市町村が ㉖ を認定する。

○ 訓練等給付・介護給付共通

・申請者は，サービス等利用計画案（指定特定相談支援事業者等が作成し，利用者負担
　はない）を市町村に提出し，市町村がサービスの支給を決定する。

・サービス担当者会議においてサービス等利用計画を作成し，個別支援計画のもと
　にサービスが開始となる。

・支給後は一定期間ごとにサービスのモニタリングを行い，計画の見直しを行う。

Ⓓ 難病の患者に対する医療等の制度

⊗ 地域・在宅看護論 p.76-77

1. 難病法の理念・目的

・難病は，〔❶　　　　　　　　　　　　　　　　　　　　　〕において，次
　のように定義されている。

〈難病の定義〉

> ・発症の機構が明らかでなく，かつ，治療方法が確立していない希少な疾病
> ・当該疾病にかかることにより，長期にわたり療養を必要とすることとなる
> 　もの

・1955（昭和 30）年頃から原因不明の神経痛としてスモンが発症し，社会問題化
　したことを契機に，患者の生活の質向上を理念とした難病対策が進み，1972（昭
　和 47）年に〔❷　　　　　　　　〕が策定された。

・2014（平成 26）年に，難病患者の良質かつ適切な医療の確保と，療養生活の質
　の維持と向上を目的とする ❶ が成立した。

2. 難病対策と医療支援の概要

・難病のうち，医療費の助成対象となるものを〔❸　　　　　〕として定めている。

〈指定難病に対する医療費の助成〉

実施主体	都道府県
財源	都道府県と国が 1/2 ずつ

患者の自己負担	2割まで（高額な医療費が長期間必要な者には所得に応じた負担限度額，人工呼吸器等装着者には所得に関係なく負担限度額が定められている）

Ⓔ 生活保護制度

⊗ 地域・在宅看護論 p.77-79

1. 生活保護制度の理念と生活保護法の目的

・生活保護法は，日本国憲法第25条「すべて国民は，健康で文化的な最低限度の生活を営む権利を有する」〔❶　　　　　〕の保障の理念に基づき，1950（昭和25）年に制定された（表3-3）。

表3-3　生活保護法における生活保護制度の基本原理

- **国家責任による最低限度の生活保障の原理**：〔❷　　　　　〕の責任で生活困窮者の最低限度の生活を保障するとともに，その自立を助長する
- **無差別平等の原理**：保護要件を満たす限り，〔❸　　　　　　　〕は平等にある
- **最低生活保障の原理**：健康で文化的な〔❹　　　　　　〕の生活水準を保障する
- **補足性の原理**：保護は，生活困窮者が利用し得る資産，稼働能力を活用することが要件であり，また〔❺　　　　　　　〕による扶養や他の法律による扶助が優先する

❷
❸
❹
❺

2. 生活保護制度の概要

・生活保護の種類には，次の8つの扶助がある（表3-4）。

表3-4　生活保護法における生活保護の種類と範囲

種類	範囲
〔❻　　　〕**扶助***	衣食・水道・光熱費など日常生活に必要なもの，移送
〔❼　　　〕**扶助**	義務教育に必要な教科書や学用品，学校給食等
〔❽　　　〕**扶助**	住居，補修等
〔❾　　　〕**扶助**	診察，薬剤，治療，居宅および入院に伴う療養管理・世話・看護・移送
〔❿　　　〕**扶助**	居宅介護（居宅介護支援計画に基づき行うもの），介護予防（介護予防支援計画に基づき行うもの），福祉用具（介護予防も含む），住宅改修（介護予防も含む），施設介護，介護予防・日常生活支援，移送
〔⓫　　　〕**扶助**	分娩介助，分娩前後の処置，衛生材料
〔⓬　　　〕**扶助**	生業に必要な資金・器具・資料・技能修得，就労に必要なもの（高等学校等への就学に必要なものを含む）
〔⓭　　　〕**扶助**	検案，死体の運搬，火葬・埋葬，納骨等

❻
❼
❽
❾
❿
⓫
⓬
⓭

*妊産婦・障害者・母子世帯・児童養育・介護施設入所者・介護保険料加算等がある

・生活保護の受給者は，利用し得る資産，稼働能力そのほかのあらゆるものを生活費に充てても，厚生労働大臣の定める〔⓮　　　　　　〕で測定される最低限度の生活が維持できない者である。

・⓮とは，年齢，性別，世帯構成，地域そのほか必要な事情を考慮した最低限度の生活の需要を十分満たすとともに，これを超えないものである。

F 社会福祉の制度

地域・在宅看護論 p.79-80

1. 社会福祉法の理念・目的

・社会福祉法は，社会福祉を目的とする事業の全分野における共通的基本事項を規定する。

・社会福祉法は，福祉サービス利用者の利益保護と地域における社会福祉の推進を図るとともに，社会福祉事業の公明かつ適正な実施の確保と社会福祉を目的とする事業の健全な発達を図ることにより，社会福祉の増進に資することを目的とする。

2. 社会福祉法の概要

・社会福祉法は，社会福祉事業法が，2000（平成12）年に改正されたものである。

・社会福祉事業法から社会福祉法への改正に伴って，〔❶　　　　　　　〕計画の策定が進められた。

・❶計画の策定は自治体の努力義務であり，市町村による❶計画と，都道府県による地域福祉支援計画よりなる。

・〔❷　　　　　　　　〕は次の2事業に分類される。

第一種社会福祉事業	対象者の要援護性が高く，入所施設の経営や金銭貸与等の経済上の保護を行う事業等
第二種社会福祉事業	福祉各法の在宅福祉事業や通所事業，相談事業等

・さらに，社会福祉法では福祉サービスの理念，社会福祉法人，福祉事務所，社会福祉主事，社会福祉事業等従事者の確保，社会福祉協議会，共同募金等について規定している。

G 児童福祉の制度

地域・在宅看護論 p.80-81

1. 児童福祉法の理念・目的

・1947（昭和22）年に成立した児童福祉法は，すべての児童が適切な養育，生活の保障，愛護される権利を有すること，すべての国民は児童に対して良好な環境で心身ともに健やかに育成する義務があることを宣言した。

・児童福祉法は，国および地方公共団体は児童の保護者と共に児童の育成に責任を負い，そのための措置，保障を規定した。

2. 児童福祉法の概要

・児童福祉法では，〔❶　　　　　　　〕と〔❷　　　　　　　　〕について規定されている。

❶	都道府県，指定都市，一部の中核市に設置された児童福祉の専門行政機関
❷	助産施設，乳児院，母子生活支援施設，保育所，認定こども園，児童厚生施設，児童養護施設，障害児入所施設，児童発達支援センター，児童心理治療施設，児童自立支援施設，児童家庭支援センター

・児童福祉法で規定される福祉の保障には，結核児童の〔❸　　　　　　　　〕や〔❹　　　　　　　　〕医療支援などがある。

・結核児童の❸とは，結核児童を病院に入院させて適正な医療を行うとともに，学校教育を受けさせる制度である。

・❹医療支援とは，医療費支給認定にかかる❹児童が，通院や入院したときの医療支援の費用を保護者に支給する制度である。

Ⓗ 虐待防止の制度

> 🈁 地域・在宅看護論 p.81-84

1. 高齢者虐待

・高齢者虐待防止法に定められた養護者による高齢者虐待は，〔❶　　　　　　　〕〔❷　　　　　　　　　　　〕〔❸　　　　　　〕〔❹　　　　　　〕〔❺　　　　　　〕の5つに分類される。

・養介護施設従事者等による虐待も同じく5つに分類され，加えて職務に応じた内容が示されている。

・高齢者のうち，特に要支援・要介護高齢者と認知症高齢者への虐待は，家庭内でだれにでも起こり得るという認識をもって虐待防止を考えることが大切である。

2. 障害者虐待

・障害者虐待防止法に定められた養護者による障害者虐待は，〔❻　　　　　　　〕〔❼　　　　　　〕〔❽　　　　　　　〕〔❾　　　　　　　　　　　　〕〔❿　　　　　　〕の5つに分類される。

・障害者福祉施設従事者等による虐待には，これらに加えて他の障害者からの虐待行為の放置，使用者による虐待には他の労働者からの虐待行為の放置が含まれる。

3. 児童虐待

・児童虐待防止法に定められた保護者による監護する児童への児童虐待は，〔⓫　　　　　　　〕〔⓬　　　　　　　〕〔⓭　　　　　　　　　　　　　　　　　　　〕〔⓮　　　　　　〕がある。

Ⅱ　地域包括ケアシステム

Ⓐ　地域包括ケアシステムの必要性と発展

1. 地域包括ケアシステムの必要性

> ✖ 地域・在宅看護論 p.84-85

少子高齢化，地域社会のつながりや〔❶　　　　　　　　　〕の脆弱化，
人々の〔❷　　　　　　　〕

↓

人々の健康に関するケアニーズに対して，包括的なアプローチが必要

↓

〔❸　　　　　　　　　　　　　　　〕の必要性

2. 地域包括ケアシステムの経緯・発展

・地域包括ケアシステムという言葉は，1970 年代後半の広島県御調町の御調国保
　病院で行われた，医療と福祉にまたがる取り組みの名称として使用されたのが初
　めである[2]。
・2000（平成 12）年に介護保険法が施行されるとともに，着目されるようになった。
・2014（平成 26）年の〔❹　　　　　　　　　　　　　　　　〕の改正により，地域包括
　ケアシステムは，次のように定義された。

> 「地域の実情に応じて，高齢者が，可能な限り，住み慣れた地域でその有す
> る能力に応じ自立した日常生活を営むことができるよう，医療，介護，介護予
> 防，住まい及び自立した日常生活の支援が包括的に確保される体制」（第 2 条）

3. 地域包括ケアシステムの発展

・地域包括ケアシステムは，高齢者ケアにとどまらず，すべての人々のケアに関し
　て適用できる概念である。
・精神保健医療福祉分野では，2017（平成 29）年に厚生労働省より，「〔❺
　　　　　〕にも対応した地域包括ケアシステム」[3] が政策理念として示された。
・2020（令和 2）年には地域共生社会の実現を目指して社会福祉法が改正され，複
　雑化する人々のケアニーズに対応するため，〔❻　　　　　　　　　　　〕事業を
　創設することが求められた[4]。
　➡〔❼　　　　〕型の地域包括ケアシステムに発展させる方向に向かっている。

B 地域包括ケアシステムの基本

地域・在宅看護論 p.85-86

1. 地域包括ケアシステムの考え方

・地域包括ケアシステムの考え方には，〔❶　　　　〕〔❷　　　　〕〔❸　　　　〕〔❹　　　　〕を円滑に連携させ，有効に活用することを意味する社会保障の補完性原理が基盤にある（図3-1）。

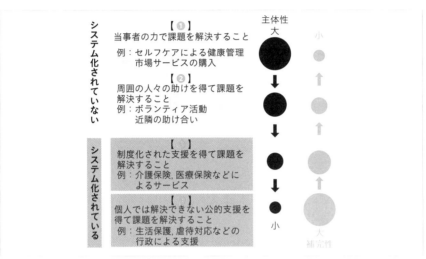

図3-1 ❶，❷，❸，❹の考え方

2. 地域包括ケアシステムの統合の水準

・地域包括ケアシステムは，国際的には〔❺　　　　　　　　　　〕（統合化されたケア）ととらえられ，その統合の水準として，次の3段階が示されている[5]。

〔❻　　　　　　　　〕 （つながり・連携）	個人のケアニーズに緩やかに対応するものであり，全体的に調整されていない水準
〔❼　　　　　　　　〕 （調整・協調）	対象者のケアにかかわる人々に，対象者のケアニーズと支援内容が共有されて支援が展開され，対象者を中心にケアが統合されること
〔❽　　　　　　　　〕 （完全な統合）	多様なシステムから様々な要素が集まり，体系的に新しいサービスが提供されるしくみ。連携の強度は最も強い

C　地域包括ケアシステムの構成と機能　　※地域・在宅看護論 p.87-88

・人は，健康に関する様々な〔❶　　　　　　　　　　　　〕を経験して人生を送る。

・❶のなかで起こる課題を予防・解決するためには，世代や属性を超えた地域包括ケアシステムが必要である。

・地域包括ケアシステムの望ましい構成要素としては，大きくは住まい，医療，介護・障害福祉，子育て／教育・就労・社会参加，生活支援・介護予防などがあげられる（図3-2）。

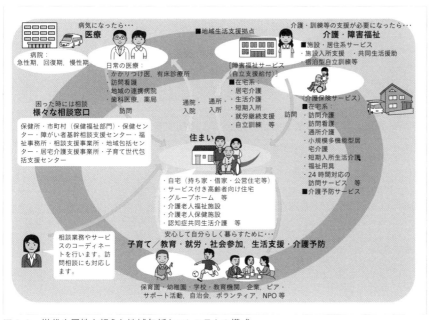

図3-2　世代や属性を超えた地域包括ケアシステムの構成

〈地域包括ケアシステムが果たす機能〉

・地域の様々な社会資源が円滑に連携できること

・住民が生きがいや役割をもてる地域の居場所があり，人と人のつながりがあること

・住民と専門職が協働できること　　など

D　地域包括支援センターの機能　　※地域・在宅看護論 p.88-93

1．地域包括ケアシステムと地域包括支援センター

・〔❶　　　　　〕ケアをめぐる地域包括ケアシステムは，次のようなものである。

> ❶ の住まいを基本的な場として，住民やインフォーマルなグループによる生活支援・介護予防と同時に，介護の必要時には介護サービス，医療の必要時には医療サービスが行われ，健康な ❶ を含むすべての ❶ が，その地域でその人らしく暮らすことを目指すケアシステム

- 地域包括ケアシステムにおける「地域」とは，住民が日常生活を営む圏域を意味し，おおむね 30 分以内で必要なケアを提供できる範囲である〔 ❷ 〕を想定している。

2. 地域包括支援センターの目的と設置

- 〔 ❸ 〕は，2005（平成 17）年の介護保険法の改正によって創設された。

〈介護保険法における ❸ の定義〉

> 地域住民の心身の健康の保持および生活の安定のために必要な援助を行うことにより，その保健医療の向上および福祉の増進を包括的に支援することを目的とする施設

- ❸ の設置主体は〔 ❹ 〕（特別区を含む）である。
- ❸ は，〔 ❺ 〕の実施の委託を受けた者も設置できる。

3. 運営体制

- 地域包括支援センターには，①〔 ❻ 〕，②〔 ❼ 〕，③〔 ❽ 〕の 3 職種を置くことが原則である。
- 地域包括支援センターは，市町村ごとに設置される〔 ❾ 〕の意見を踏まえて，公平・中立性を確保することとされている。

4. 運営における原則

- 地域包括支援センターでは，次の原則をもって事業運営を行う。

①〔 ❿ 〕	市町村の介護・福祉行政を担う公益的な機関として，公正で中立性の高い事業運営を行う
②〔 ⓫ 〕	地域の特性や実情を踏まえた柔軟な事業運営を行う必要がある
③〔 ⓬ 〕	地域包括支援センターの業務全体をチームとして支えるチームアプローチが必要である

5.事業内容

・包括的支援事業の一つである「地域包括支援センターの運営」は，地域包括支援センターの必須事業である。

〈地域包括支援センターの運営〉

〔⓭　　　　　　〕	地域の高齢者に対して，どのような支援が必要かを把握し，適切なサービス利用等につなげること
〔⓮　　　　　　〕	高齢者虐待・消費者被害の防止や対応，判断能力を欠く人々への対応　など
〔⓯　　　　　　〕	高齢者にとって継続性のあるケアマネジメントを実施するため，地域内の介護支援専門員が実践しやすい体制を整えたり，介護支援専門員をサポートしたりすること
〔⓰　　　　　　〕	介護予防が必要な者などに，介護予防・生活支援サービス事業が包括的・効率的に実施されるよう，必要な援助を行うこと

・指定介護予防支援事業は，要支援高齢者に対する介護予防給付のケアマネジメントのことである。
・⓰と指定介護予防支援事業とは異なる制度であるが，共通の考え方に基づいて一体的に実施される。
・在宅医療・介護連携推進事業，生活支援体制整備事業，認知症総合支援事業，地域ケア会議推進事業については，地域包括支援センター以外に委託が可能である。

Ⅲ　訪問看護の制度と機能

Ⓐ 訪問看護の目的，機能，特徴

地域・在宅看護論 p.93-94

目的	疾病や障害があっても，〔❶　　　　　　　　　〕において人生の終点まで，自分らしく生きることができるよう支援すること

機能	・在宅療養者の自立やセルフケアを支え，療養者の心身機能の維持・回復を促し，病状の〔❷　　　〕を予防すること ・病院から在宅療養，あるいは在宅療養から介護施設へ移る際の，多職種連携による〔❸　　　〕支援 ・エンドオブライフ・ケアにおいて，療養者・家族に寄り添い，その人らしい最期を迎えられるための支援

・訪問看護の具体的な役割には，「〔❹　　　〕生活の相談・支援」「病状や健康状態の管理と看護」「医療処置・治療上の看護」「〔❺　　　〕の緩和と看護」「リハビリテーション」「〔❻　　　〕との相談・支援」「地域の社会資源の活用」，「〔❼　　　〕のケア」「〔❽　　　〕のケア」「エンドオブライフ・ケア」「在宅移行支援」などがある6)。

・訪問看護は，基本的に療養者の居宅で看護を提供するため，療養者・家族との〔❾　　　〕があってこそ成り立つ。

・療養者と家族の気持ちやライフスタイルに沿って，〔❿　　　〕と〔⓫　　　〕の双方の視点から，必要なケアや医療処置が生活のなかに組み込まれるよう支援することが重要である。

Ⓑ 訪問看護の実施形態

地域・在宅看護論p.94-95

1. 訪問看護

・訪問看護は，療養者の居宅を訪問して看護を提供する。

・訪問看護では，療養者の自宅だけでなく，サービス付き高齢者住宅やグループホーム，特別養護老人ホーム，有料老人ホームなどへの訪問も行われている。

・〔❶　　　　　　　　　　〕では，訪問看護と訪問介護が密接に連携しながら，短時間の定期巡回型訪問と随時のサービス（相談，訪問など）を提供している。

2. 療養通所介護

・療養通所介護の対象者や内容は次のとおりである。

対象	〔❷　　　〕ニーズと〔❸　　　〕ニーズを併せもつ，中重度の療養者
内容	・通所の場の提供 ・看護師が送迎時に体調を確認し，療養者の外出を支援し，医療処置や日常生活の援助，機能訓練などの専門的な看護サービスを提供 ・家族介護者に対するレスパイトケア（介護を一時的に代替し，家族にリフレッシュしてもらうことや，そのようなサービスのこと）

3.看護小規模多機能型居宅介護

対象	〔 ❹ 〕ニーズと〔 ❺ 〕ニーズを併せもつ療養者
内容	小規模多機能型居宅介護と訪問看護を一体的に提供するサービス。療養者のニーズに応じて臨機応変に〔 ❻ 〕〔 ❼ 〕〔 ❽ 〕〔 ❾ 〕を提供する

・日頃，訪問看護や訪問介護を提供しているなじみの職員が，通所サービスや宿泊サービスにかかわることができ，職員・利用者双方にとってメリットが大きい。

C 訪問看護ステーションのしくみ

⊗ 地域・在宅看護論 p.96-99

〈訪問看護ステーションの開設〉

法人を設立する

↓

〔 ❶ 〕（または指定都市・中核市市長）から，介護保険法の指定居宅サービス事業者の指定を受ける

↓

みなし指定で健康保険法の指定訪問看護事業者となる

〈訪問看護ステーションの人員基準〉

職種	資格要件・配置基準等
管理者	原則として〔 ❷ 〕または〔 ❸ 〕
看護職員	常勤換算で〔 ❹ 〕人以上（うち 1 人は常勤）
理学療法士，作業療法士，言語聴覚士	適当数

D 訪問看護に関する制度

⊗ 地域・在宅看護論 p.99-103

・訪問看護ステーションは，〔 ❶ 〕と〔 ❷ 〕の利用者に訪問看護を提供し，請求に基づいて報酬が支払われるしくみとなっている。

・訪問看護では，❷ の給付が ❶ の給付よりも優先される。

1. 医療保険

・医療保険での算定（〔 ❸   〕）となる対象者は，次の者である。

> ①40歳未満の者，②40歳以上64歳までで16特定疾病以外の者，③要介護
> 認定の結果，要支援・要介護の非該当者，④厚生労働大臣が認める疾病等の
> 者，⑤精神科訪問看護の対象者，⑥病状の急性増悪等で〔 ❹
>   〕が交付された者

・❹は，利用者の主治医が，診療に基づき，急性増悪などにより一時的に頻回（週
  4回以上）の訪問看護を行う必要性を認め，訪問看護ステーションに対して交付
  する指示書をいう。

2. 介護保険による訪問看護

・介護保険での算定（訪問看護費と介護予防訪問看護費）となる対象者は，次の者である。

> 65歳以上（第1号被保険者），または，特定疾病に該当する40歳以上65歳未
> 満（第2号被保険者）で，要介護認定を受けて要支援または要介護の状態にあ
> ると判定され，主治医が訪問看護の必要があると認めた者

・訪問看護は〔 ❺   〕（居宅サービス計画書）に沿って提供される。

3. 精神科訪問看護

・精神科訪問看護の対象者は，精神疾患を有する者またはその家族などである。
・精神科訪問看護は，対象者の主治医から交付を受けた〔 ❻
       〕および〔 ❼   〕に基づき，訪問看護ステーション
  の保健師などが訪問看護を行うことをいう。
・精神科訪問看護では精神看護の実務経験や研修修了が重視されており，幅広い専
  門性が求められている。

4. 公費負担制度による訪問看護

〈訪問看護に関する主な公費負担医療制度〉

制度名	公費負担内容
障害者総合支援法（自立支援医療）	医療費の自己負担が1割に軽減される。世帯の所得に応じて負担上限月額が設けられている
難病法（特定医療）	〔 ❽ 〕に罹患している患者が対象。自己負担上限月額は，所得や治療状況に応じて設定されている

在宅〔 ❾　　　　　〕使用患者支援事業	療養生活環境整備事業実施要綱が定める ❾ 使用患者が対象。年間 260 回の訪問看護が医療保険制度とは別に支給される
小児慢性特定疾病医療費助成制度	小児慢性特定疾病の児童等を対象に，医療費の自己負担分の一部を助成する
生活保護法	生活保護受給者は，医療券または介護券の支給を受けることによって，訪問看護を利用することができる
〔 ❿　　　　　　〕医療	❿ によって健康被害を生じたとして認定を受けた者において，主治医が交付する，〔 ⓫　　　　　　〕に対する訪問看護の指示書に基づいて訪問看護を行う
原子爆弾被爆者に対する援護に関する法律	〔 ⓬　　　　　　　　〕の所持者が対象となる
〔 ⓭　　　　　　　　　〕	業務上の事由または通勤による傷病によって療養中で，重度の脊髄・頸髄損傷患者および塵肺患者など，病状が安定またはこれに準ずる状態にある者が対象となる
〔 ⓮　　　　　　　　　〕	自動車の運行によって障害を受け，自動車損害賠償保障法などの規程によって加害者に賠償責任が発生する場合，自動車損害賠償責任保険などにより，訪問看護療養費が支払われる
「〔 ⓯　　　　　　　〕で重大な他害行為を行った者の医療及び観察等に関する法律」による医療の実施に係る医療の給付	⓯ で重大な他害行為を行って，通院対象者通院医学管理のもとに通院している者が対象となる
〔 ⓰　　　〕による健康被害の救済に関する法律による医療費の支給	⓰ 健康被害手帳の交付を受けた者が対象。対象疾病は，中皮腫，肺がんなど著しい呼吸機能障害を伴う石綿肺である

E 訪問看護のしくみ

地域・在宅看護論 p.103-106

1. しくみ, 運営（図3-3）

・訪問看護が導入されるためには，主治医が記載した訪問看護指示書の交付が必要
となる。

〈訪問看護指示書の内容〉

傷病名や治療，使用中の〔 **❶**　　　　〕や〔 **❷**　　　　　　　〕，療養上の留意事項，
リハビリテーションや処置の〔 **❸**　　　〕，緊急連絡先など

・介護保険の場合には，訪問看護指示書に加えて，訪問看護がケアプランに位置付
けられる必要がある。

・訪問看護ステーションは，〔 **❹**　　　　　　　　　　〕を作成する。

・訪問看護ステーションは，情報収集・アセスメント，ニーズの明確化，看護目標
の設定，解決策の立案を行い，**❹** に則って訪問看護を実施する。

・訪問看護ステーションはケアマネジャーに対して，訪問時の病状，自立支援の達
成状況，家族の様子などについて情報提供を行う。

・訪問看護ステーションは主治医に対して，**❹** と訪問看護報告書を月に1度提出
する。

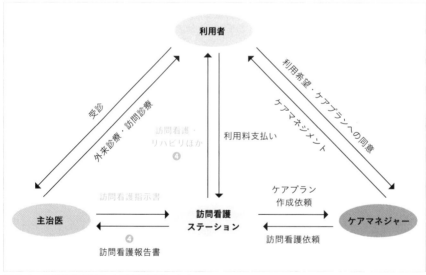

図 3-3　介護保険制度による訪問看護のしくみ

2. 記録

・訪問看護ステーションでは，下記のような記録をとる。

①訪問看護記録書Ⅰ	訪問開始時に作成。初回訪問で把握した病歴や家族構成，日常生活の状況，サービス利用状況などを記録	訪問看護ステーションで保管

② 訪問看護記録書Ⅱ	訪問ごとに作成。バイタルサインや病状，実施した訪問看護の内容，要した時間などを記録	訪問看護ステーションで保管
③ 訪問看護計画書	利用者に対する看護目標，問題点・解決策，評価を記録	毎月，利用者に提出
④ 訪問看護計画書	利用者に対する看護目標，問題点・解決策，評価を記録	毎月，主治医に提出
⑤ 訪問看護報告書	訪問日，病状の経過，看護・リハビリテーションの内容，介護状況を記録	毎月，主治医に提出
⑥ 訪問看護情報提供書	毎月，自治体などに提出（医療保険のみ）	
⑦ 訪問看護実績報告書	毎月，居宅介護支援事業者に提出（介護保険のみ）	

3. 個人情報の保護

・2005（平成 17）年に全面施行された〔 ❺　　　　　　　　　　〕[7] では，個人の人格尊重の理念のもとに，個人情報を慎重に取り扱うべきとされている。

〈訪問看護ステーションにおける利用者の個人情報〉[8]

訪問看護指示書，訪問看護計画書・報告書，訪問看護経過記録，報酬請求書，サービス提供票，ケアカンファレンスの事例，利用者のメモなど

4. 訪問看護の質保証

・訪問看護師が利用者に提供する訪問看護サービスの質を評価・修正する方法の一つに，次のようなものがある。

① ストラクチャー（看護サービス提供のしくみ）	訪問看護サービスの〔 ❻　　　〕〔 ❼　　　〕〔 ❽　　　〕など
② プロセス（提供される看護サービス）	〔 ❾　　　　　　　〕の妥当性・適切性
③ アウトカム（看護サービスの成果）	〔 ❿　　　〕や〔 ⓫　　　〕，症状，在宅療養の継続など

文献

1) 厚生労働省：障害者の自立と社会参加を目指して.
https://www.mhlw.go.jp/bunya/shougaihoken/idea01/index.html（最終アクセス日：2022/8/29）
2) 高橋紘士編：地域包括ケアシステム，オーム社，2012，p.12-37.
3) 厚生労働省 精神障害にも対応した地域包括ケアシステムの構築に係る検討会：「精神障害にも対応した地域包括ケアシステムの構築に係る検討会」報告書，令和3年.
https://www.mhlw.go.jp/stf/shingi2/0000152029_00003.html（最終アクセス日：2022/8/29）
4) 厚生労働省：「令和2年度地域共生社会の実現に向けた市町村における包括的な支援体制の整備に関する全国担当者会議」資料，令和2年度.
https://www.mhlw.go.jp/stf/shingi2/0000114092_00001.html（最終アクセス日：2022/8/29）
5) 筒井孝子著：地域包括ケアシステムのサイエンス；integrated care 理論と実証，社会保険研究所，2014.
6) 在宅医療助成勇美記念財団「在宅医療と訪問看護のあり方検討会」委員執筆：訪問看護活用ガイド；在宅医療をはじめる方へ，改訂版，在宅医療助成勇美記念財団，2020.
7) 個人情報の保護に関する法律.
https://elaws.e-gov.go.jp/document?lawid=415AC0000000057（最終アクセス日：2022/8/29）
8) 日本訪問看護財団監修：訪問看護ステーション開設・運営・評価マニュアル，新版第3版，日本看護協会出版会，2016，p.101-106.

参考文献

・秋元美世・平田厚著：有斐閣アルマ 社会福祉と権利擁護；人権のための理論と実践，有斐閣，2015.
・安藤秀雄・栗林玲子著：すぐに役立つ 公費負担医療の実際知識；実例・図解による請求事務マニュアル，2020年版．医学通信社，2020.
・太田秀樹専門編集：スーパー総合医シリーズ 地域包括ケアシステム，中山書店，2016.
・岡田進一・橋本正明著：高齢者に対する支援と介護保険制度，第3版，ミネルヴァ書房，2015.
・介護と医療研究会著：現場で使える訪問看護便利帖，翔泳社，2016.
・金川克子他編：地域看護診断，第2版，東京大学出版会，2011.
・公費医療・難病医療ガイド2019，社会保険研究所，2019.
・佐藤久夫・小澤温著：有斐閣アルマ 障害者福祉の世界，第5版，有斐閣，2016.
・社会保障の手引；施策の概要と基礎資料，2020年版，中央法規出版，2020.
・筒井孝子著：地域包括ケアシステムのサイエンス；integrated care 理論と実証，社会保険研究所，2014.
・東京大学高齢社会総合研究機構編：地域包括ケアのすすめ；在宅医療推進のための多職種連携の試み，東京大学出版会，2014.
・西村淳編集：新体系看護学全書 健康支援と社会保障制度③ 社会福祉．第13版，メヂカルフレンド社，2020.
・日本在宅ケア学会編：在宅ケアとチームアプローチ〈在宅ケア学 第3巻〉，ワールドプランニング，2015.
・日本弁護士連合会 高齢者・障害者の権利に関する委員会編：高齢者虐待防止法活用ハンドブック，第2版，民事法研究会，2014.
・福島敏之著：現場で役立つ！社会保障制度活用ガイド，2020年版．中央法規出版，2020.
・椋野美智子・田中耕太郎著：有斐閣アルマ はじめての社会保障；福祉を学ぶ人へ，第16版，有斐閣，2019.
・森下浩子著：在宅ケアシステム；手づくりの実践による保健師論，クオリティケア，2010.

第 4 章 地域・在宅看護の個別支援

Ⅰ 在宅看護過程

Ⓐ 在宅看護過程の定義，目的，特徴，意義

1. 看護過程の基本的な考え方

✕ 地域・在宅看護論 p.110-112

✕ 地域・在宅看護論 p.110-112

・看護過程とは，看護の知識と経験に基づいて，療養者の健康上の問題を見きわめ，最適かつ個別的な看護を提供するための系統的な看護実践方法であり，看護の目標を達成するための〔❶　　　　　〕的な思考過程の道筋である[1]。

・看護過程は，①情報収集，②アセスメント，③計画の立案，④実施，⑤評価という段階で構成される。

・看護過程には，必ずしも一方向にだけ進行するものではなく，相互に関連し，行き来しながら，追加や修正を繰り返す作業も組み込まれている。

・看護過程は，看護実践者と療養者との対人的関係のなかで成立するという特性をもつ。

2. 在宅特有の看護過程（図4-1）

・〔❷　　　　　　　　　〕の目的は，看護師が療養者の生活の場に出向き，健康上の問題解決とともに，療養者とその家族の生活の質を維持向上させるための看護活動を行うことである。

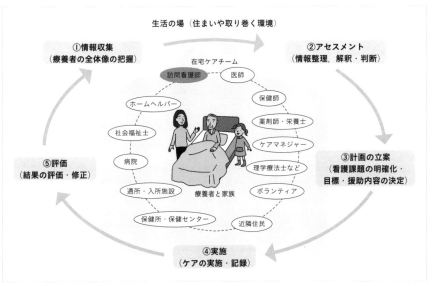

図 4-1 ❷ のイメージ

・ ❷ は，一般的な看護過程とその構成要素は同じであるが，生活の場で提供する看護であるため，在宅特有の視点を必要とする。

〈 ❷ の特徴とその注意点〉

特徴	注意点
①療養者の生活環境に着目した看護	療養者の生活に影響を及ぼす人的・物的環境を広く〔 ❸ 〕し，援助する必要がある
②〔 ❹ 〕へ働きかける看護	療養者の生活に大きな影響を及ぼす ❹ の全体像，療養者にとっての ❹ の役割などをアセスメントし，❹ 支援を行う必要がある
③療養者と ❹ の〔 ❺ 〕を促す看護	在宅看護生活の中心は療養者と ❹ である。療養者と ❹ が自ら，健康・生活上の問題に対処できる能力を発揮できるよう支援する
④多様なケアニーズに対応する看護	在宅療養者は年齢層や病期が様々であり，抱えているニーズも多様なため，変化に柔軟に対応する必要がある
⑤ケアシステムの構成員としての看護	在宅で看護を必要とする状況に介入するには，多くの場合，看護師だけでは不十分であり，〔 ❻ 〕が不可欠である

Ⓑ 情報収集

地域・在宅看護論 p.112-114

・在宅看護過程における情報収集の主な方法として，次の 4 つがある。

方法	特徴・内容
①〔 ❶ 〕	❶ 観察の範囲は，療養者や家族の状況だけでなく，療養者の住居の環境，地域環境にまで及ぶ

方法	特徴・内容
②〔❷　　　　　　　〕	・看護師は共感や受容といった基本姿勢を保ちつつ，〔❸　　　　　　〕を明確にするための意図的な質問や会話をする ・特に初回面接などで系統立った質問をする際は，質問の〔❹　　　〕をきちんと相手に伝えることが大切である
③〔❺　　　〕〔❻　　　〕 　〔❼　　　〕〔❽　　　〕	全身状態を把握するために実施する
④〔❾　　　〕	・訪問看護師が作成する訪問看護記録書，計画書や報告書 ・医師による訪問看護指示書 ・ケアマネジャーによる居宅サービス計画書（介護保険の場合） ・他職種との連携用の連絡ノートや文書（FAXなど） ・他職種から提供されるもの

・情報収集の際のポイントは，次の3つである。

ポイント	注意点
①情報の〔❿　　　　　　　〕 を見きわめる	幅広い情報源から情報を集めるなかで，情報の重要度や❿を見きわめながら，意図的に情報を収集する
②最新の情報を得る	在宅療養は長期化することが多い。このため，療養者の健康状態や意向，家族や介護者の状態，利用している社会資源などが最新の情報であるかを確認する
③守秘義務とプライバシー保護に留意する	特に在宅看護では，多職種で情報を共有することが多いが，その際にも十分な配慮が必要である

C ヘルスアセスメント

❖ 地域・在宅看護論 p.114

・ヘルスアセスメントとは，療養者の健康と生活の質に影響を及ぼす「生活動作や社会参加などの活動，環境，療養者本人や家族の理解・意向」といった領域における〔❶　　　〕アセスメントを指す。

・ヘルスアセスメントの項目は，療養者ごとに変化するが，療養者が生活者であることを前提としたアセスメントが求められる。

D フィジカルアセスメント

❖ 地域・在宅看護論 p.114-116

・フィジカルアセスメントとは，〔❶　　　　　〕なデータを収集し，これを査定することをいう。

〈在宅看護過程におけるフィジカルアセスメントの構成要素〉[2]

①看護師が行う視診・触診・打診・聴診によって得られた客観的情報
②療養者と家族から得られた主観的情報
③医師や関係職種から得られた客観的情報

・複数の疾患を抱えて生活している在宅療養者が対象となることが多い。そのため，フィジカルアセスメントで把握するべき内容も，単一的な疾患や治療にとどまらないことが多い。

E 情報整理・解釈判断

❖ 地域・在宅看護論 p.116-118

・アセスメントでは，情報を〔❶　　　〕し，❶した情報が療養者や家族の健康・生活においてどのような意味をもつか，また，それらの情報がどのように健康・生活に関連しているかについて〔❷　　　〕〔❸　　　〕する。

1. 情報の整理

・得られた情報全体を見渡し，次のような視点で情報を選定するとよい。

①療養者の健康を損なうこと（もしくは，そのリスク）
②療養者や家族の生活の質を損なうこと（もしくは，そのリスク）
③①・②と直接的・間接的に関連があると思われること

・在宅看護過程において特に重要なことは，問題点だけでなく，強み（療養者の能力や意欲，家族の介護力など）をアセスメントの視点に含めることである。

2. 解釈・判断

・❶ した情報を，その因果関係や類似性から結び付けていく。

・情報の意味やつながりの根拠を，看護の立場から ❷ ・❸ し，それを言語化する。

〈例：75歳女性の療養者の場合〉

情報の ❶	❷ ・ ❸
「75歳女性」「自宅で転倒」「大腿骨頸部骨折，術後退院」 ➡	「再転倒・骨折のリスクが高い」
「屋内の歩行は自立」「30分の歩行訓練を日課にしている」「旅行に行きたい」 ➡	「リハビリテーションに意欲的」

F 計画の立案

⊗ 地域・在宅看護論 p.118-120

・計画の立案では，対象者の〔 ❶　　　　　〕を明確化し，優先順位を決定し，目標を設定し，具体的な援助内容を決定する。

1. 看護課題の明確化

・アセスメントの結果を統合し，❶ を明らかにする。

・在宅看護では，「健康問題の解決」と「療養者が望む生活の実現における課題解決」の両方の視点を踏まえる。

例：75歳女性の療養者の場合

解釈・判断	❶ の明確化
「再転倒・骨折のリスクが高い」 ➡	再転倒・骨折を起こさず，歩行を維持促進できる
「リハビリテーションに意欲的」 ➡	

2. 優先順位の決定

・療養者の看護課題の解決（改善）にあたって，何が最も急がれるか，どの課題が重大な結果をもたらしそうかを判断し，〔 ❷　　　　　〕を設定する。

・看護課題の優先順位を決めるに際しての，判断のしかたを図 4-2 に示す。

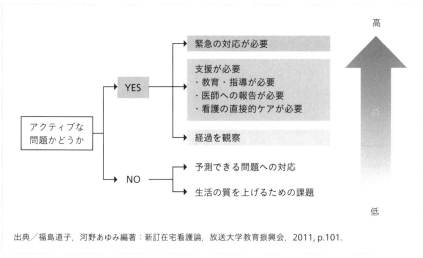

出典／福島道子，河野あゆみ編著：新訂在宅看護論，放送大学教育振興会，2011，p.101.

図4-2　❶の❷の判断のしかた

3. 目標の設定

・〔❸　　　　　〕と〔❹　　　　　　〕を次のように設定する。

目標の種類	内容	達成期間の目安
❸	療養者への看護活動から期待される最終的な目標として，通常1つ設定する	6か月～1年
❹	それぞれの課題の改善や解決の目標として，期待される成果を明示する	1～3か月

4. 援助内容の決定

・看護計画の具体的な援助内容は，〔❺　　　　　　〕(OP)，〔❻　　　　　　〕(TP)，〔❼　　　　　〕(EP) に分けて，次の視点で考える。

援助内容の視点	注意点
①療養者と家族の考え方を尊重する	援助内容を決定する際は，生活の主体である療養者や家族の考え方や療養生活への姿勢を確認し，これを尊重することが基本となる
②療養者や家族のセルフケアを促進する	看護師がかかわっていない時間帯に，療養者や家族が自ら安全・安楽を保てるよう，対処方法や介護方法を助言・指導するなど，予防的・予測的な援助を含める

MEMO

③在宅ケアシステムを理解し，多職種と連携・協働する	・援助計画の立案時には，看護課題のために在宅ケアシステムを構成するための，人的・物的資源の活用についても検討する ・在宅療養者にかかわる多職種の役割を理解し，それぞれのメンバーとの連携・協働の方法も援助内容に含める

Ⓖ 実施

地域・在宅看護論 p.120-121

・実施にあたっては，次の点を考慮する。

1　行動手順を組み立てる

・立案された計画の課題の〔❶　　　　　〕を踏まえる。

・課題別の具体策について，限られた時間内に，何をどのような手順で実施するかを組み立て，調整する必要がある。

・訪問看護手順書に沿うだけでなく，療養者の状況によっては，看護師はその場で再アセスメントや計画修正を行い，臨機応変に援助内容を変更することも必要となる。

2　確かな看護技術で提供する

・看護師が単独で療養者宅を訪問し，援助を行うことが多いため，療養者に実施する援助技術については確実にマスターしておく必要がある。

・必要に応じてほかの看護師と共に同行訪問し，実施方法や手技について引き継ぎを行う。

・ここでいう看護技術には，単に計画書に書かれた援助内容を正確に実践できるだけでなく，新たな課題をとらえる観察力，信頼関係を構築するためのコミュニケーション技術なども含まれる。

3　実施内容や観察された状態を正確に記録する

・記録は，看護師間・多職種間の〔❷　　　　　　　〕や共有，ケアの継続，看護の質の〔❸　　　　〕のための資料となる。

・医療事故や療養者とのトラブルの際には，その経緯を示す根拠となり，〔❹　　　　　〕としても重要となる。

・実施した看護行為や療養者の状況について，他者が読んでわかること，情報開示できることを心がけて，正確に記録する必要がある。

Ⓗ 評価

地域・在宅看護論 p.121

・療養者や家族の看護課題に対して「実施した援助によってどのような成果があったか」「設定した目標は達成されたか」を定期的に〔❶　　　　〕する。

- 具体的には，実施後の療養者や家族の状況の変化を観察し，〔❷　　　　　〕で定めた評価指標との照合を行う。
- さらに，全体的な評価として〔❸　　　　　〕の到達度を判定する。
- 評価後は，その結果に基づき，必要があれば目標や計画を見直して修正を行う。

Ⅱ　家族支援

A　家族の定義，機能，発達段階

地域・在宅看護論 p.121-124

- 在宅療養において，家族の果たす役割は大きく，また家族への影響も大きい。
    - →在宅療養者と家族を一つの〔❶　　　〕としてとらえて，理解することが必要である。

1. 家族の定義

一般的な定義	夫婦の配偶関係や親子・兄弟などの血縁関係によって結ばれた親族関係を基礎にして成立する小集団。社会構成の基本単位[3]
法律学的な定義	「婚姻契約」が基本となる
社会学的な定義	「同居」や「家計」が重要な要素になる
家族看護学の先駆者における共通の定義	〔❷　　　　〕なあるいは〔❸　　　　〕な絆があり，家族という認識を自分自身でもっていること

2. 家族の機能

- 〔❹　　　　　〕とは，「家族が社会と個人に対して果たすと，社会的に期待されていること」を示す。
- フリードマンは，伝統的な家族機能として次の5つをあげている[4]。

①〔❺　　　　　　〕	愛や安らぎを授受する
②〔❻　　　　　　〕と〔❼　　　　　　〕	子どもの教育や社会化を行うことと地位を継承する
③〔❽　　　　　〕	身体的なニーズを満たし，健康上のケアを提供する
④〔❾　　　　　〕	子どもを生む

⑤〔 ❿　　　　　　　　〕	生活の保障

- 家族が果たす機能は，〔 ⓫　　　　〕や〔 ⓬　　　　　〕の変化に伴い変わり，その国の文明の発達度や文化，思想とも密接にかかわる。
- 以前はほぼすべての機能が家族内で充足されていたが，現代では家族機能の外部化などが起こり，変化してきている。
- 愛や精神的安らぎを授受する情緒機能の重要性は増していると考えられる。

3. 家族の発達と課題

1 | 家族発達の段階

- 家族は，一つの家族という集団が〔 ⓭　　　〕して〔 ⓮　　　〕するという変化の過程をたどる。
- 家族のたどる発達的変化の各段階は発達段階で表される。それぞれの発達段階には，それを特徴づける家族の〔 ⓯　　　　　　〕がある。

2 | 発達する家族の理解

- 一つの家族が誕生して終焉を迎える間に，夫婦の子ども世代や孫世代の新しい家族が誕生している。
  - ➡ 一つの家族発達を中心にとらえるだけでは，偏りが生じてしまう。
  - ➡ 看護対象の家族について，家族員の変化，影響し合っている家族，親・子ども・孫世代にまで，視野を広くもつ必要がある。

Ⓑ 健康障害・疾病が家族に及ぼす影響

> ✖ 地域・在宅看護論 p.124-126

- 家族とは，次のような〔 ❶　　　　　　〕をもつことを理解することが重要である。

> 家族とは，
> ① 健康問題をもつ療養者のケアを行うことによって，様々な影響を受ける人である
> ② 家族の健康に大きな力を発揮するケアの提供者でもある

- 療養者とその家族を一つの単位としてとらえ，看護を提供する場合，看護の対象は，次の段階を経ると理解しやすい。

①〔 ❷　　　　〕のレベル（個々の家族員）

↓

②〔 ❸　　　　〕のレベル（家族員間の関係性）

↓

③〔 ❹ 〕との関係性のレベル（家族単位の社会性）

1. 家族介護者への影響

・在宅で療養生活を送る家族がいる場合，同居しているほかの家族は様々な影響を受ける。

〈家族介護者が負担感を感じる内容〉

①〔 ❺ 〕負担	疲労感，睡眠不足，腰痛 など
②〔 ❻ 〕負担	介護費用，通院・治療費用，生活費 など
③〔 ❼ 〕の負担	他の家族が介護をしない，療養者から介護への感謝がない など
④〔 ❽ 〕の制約	気軽に外出できない，趣味や学習の時間をもてない，友人に会えない など
⑤〔 ❾ 〕の不透明さの負担	介護がいつまで続くかわからない，代わりとなる人がいるかわからない など
⑥〔 ❿ 〕の負担	介護方法がわからない，医療機器の取り扱いが恐い など

2. 家族関係への影響

・健康な家族コミュニケーションには，次のものなどがある[5]。

①交換される情報の量と質に〔 ⓫ 〕がある
②〔 ⓬ 〕感情がある
③表出される〔 ⓭ 〕に幅がある
④話題に〔 ⓮ 〕がない
⑤自己開示がなされ，〔 ⓯ 〕される　など

3. 家族の発達課題への影響

・家族の〔 ⓰ 〕とは，家族が各発達課題を遂行しようとするときに，いろいろなトラブルが生じることをいう。

・家族段階における移行期の家族は，前の〔 ⓱ 〕から次の ⓱ への転換を求められるが，それがうまくいかないと危機に陥りやすい。

・医療の現場では，予期できない突然の出来事である〔⑱　　　　　〕が同時に
起こっていることが多い。

〈発達的危機の例（子どもが生まれるとき）〉

医療現場以外 （家庭内）	妊娠・出産などによる新たな課題にも，準備を整えて，新しい生活になじむ時間がある
医療現場	妊娠・出産などによる新たな課題に取り組んでいる家族に，家族員の死や事故，発病などの予期できない「突然の出来事である状況的危機」が同時に起こっていることが多い

Ⓒ 家族のアセスメント

⊗ 地域・在宅看護論 p.126-128

・地域・在宅看護では，療養者のみではなく，家族，さらには療養者とその家族が
暮らす〔①　　　　　〕にも目を向けてアセスメントする必要がある。

1. 地域在宅における家族のアセスメントの特徴

・家族には，生活の中で様々な問題に直面しても，これを解決してきた歴史がある。
　➡在宅看護では，家族には問題に〔②　　　　　〕があることを前提とする。
・〔③　　　　　　　　　　〕は，家族に関する情報から家族の全体像を把握
し，援助方法を導き出すためのツールである。
・カルガリー家族モデルやフリードマン家族アセスメントモデルなどの，様々な
③が開発されている。

2. ジェノグラム（家系図）（図4-3）

・ジェノグラム（家系図）は，家族の〔④　　　　　〕を示している図式である。
・ジェノグラムは，だれが家族なのか，どの家族員までを家族に含めるのか，同居
家族は誰なのかを理解するために，有効なツールであるといえる。

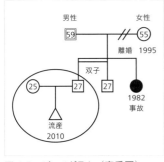

図 4-3　ジェノグラム（家系図）
の記号と書き方（例）

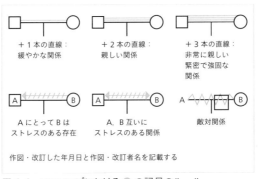

図 4-4　エコマップにおける ⑤ の記号のルール

3. エコマップ（図4-4）

・エコマップは，家族の〔 ⑤　　　　　 〕を示している図式である。

・エコマップで，家族のソーシャル・サポート・ネットワークの広がりを知ることができる。

・エコマップによって，家族の中の〔 ⑥　　　　 〕および，拡大家族や周辺のサポート資源との関係性を図示することで，家族の状況を共有しやすくなる。

・「客観的なエコマップ」は存在しない。このため，各看護師の書いたものが異なる場合は，意見を出し合って検討し，スタッフ間で納得できればよい。

・新しい情報が追加されれば変化するため，作図・改訂年月日，作図・改訂者名を記載する。

D　家族介護者への支援

⊠ 地域・在宅看護論 p.128-130

・地域・在宅看護では，療養者のケアのみでなく，介護者である家族の訴えに耳を傾け，家族の健康状態・疲労状況などを把握し，これを支援する。

・介護負担を軽減するため，家族間での介護労働の分担を図り，〔 ①　　　　　　　 〕の活用などについて支援する。

1. レスパイトケア

・レスパイトケアとは，家族を支援する者が，介護（育児）を一時的に代替することによって，家族に心身の疲労を回復してリフレッシュしてもらうことや，そのようなサービスのことをいう。

・〔 ②　　　　　　　 〕や〔 ③　　　　　　　　 〕のほか，〔 ④　　　　　 〕や〔 ⑤　　　　　　 〕などの日帰りサービスもある。

・診療報酬では〔 ⑥　　　　　　　 〕がある。

・親族や友人，近隣などが支援するインフォーマルなサービスも含まれる。

2. 介護と就労の両立支援

・家族の介護のために会社を辞める〔 ⑦　　　　 〕をすると，収入源がなくなり，経済的困窮の状態に陥ることも考えられる。

・厚生労働省では，⑦ ゼロを目指し，介護保険制度や育児・介護休業法における両立支援制度の利用を推奨している[6]。

3. 老老介護の支援

・老老介護とは，高齢者が高齢者を介護することをいう。

・老老介護の世帯が増えて状況が進み，〔 ⑧　　　　 〕というケースも出てきており，深刻化している。⑧ とは，認知症高齢者が認知症高齢者を介護することをいう。

MEMO

・まずは地域包括支援センターと連携し，介護保険サービスの利用など，レスパイトケアを目的とした社会資源を検討する（施設介護も含めて）。
・日頃から近所との関係を構築するなど，SOS を言える相手を見つけておくことが重要となる。

E 家族の意思決定支援

地域・在宅看護論 p.130-132

・〔❶　　　　　〕とは，一定の目的を達成するために，複数の代替手段の中から1つの選択をすることによって，行動方針を決定することを意味する。
・患者や家族の自己決定に基づく医療が目指される中で，看護師が，家族の行う❶を支援することが重要となっている。

1．療養場所の選択

・自分に介護が必要になった場合，家族に依存せずに生活できるような介護サービスがあれば，〔❷　　　〕での介護を希望する者が最も多い[7]。
・両親に介護が必要になった場合，家族の介護と外部の介護サービスを組み合わせて，❷での介護を希望する者が最も多い[7]。
・「家族に遠慮する療養者の気持ち」と「療養者を介護したい家族の気持ち」を共に理解し，各々を双方に伝えて，可能であれば家族で話し合う場を設け，家族で決定できるよう支援する。

2．延命治療の選択

・延命治療とは，疾病の根治ではなく，延命を目的とした治療のことを指し，〔❸　　　〕療法の一つである。
・看護師は，選択の前に療養者と家族が十分に話し合えるよう，「延命治療によるメリット・デメリット」の理解を促し，「選択後の生活の変化」について具体的な情報提供を行う。療養者と家族との間で〔❹　　　　　　　　〕を密に図ることが重要となる。

3．看取りの選択

・1951（昭和 26）年には，〔❺　　　〕で死亡する者の割合が 8 割以上であった。しかし，医療の高度化や高齢化を背景に，〔❻　　　　〕で死亡する者の割合が年々増加している。

Ⅲ ケアマネジメント

Ⓐ ケアマネジメントの意義・定義・目的

 地域・在宅看護論 p.132-133

・ケアマネジメントは，〔❶　　　　　　　　　〕〔❷　　　　　　　　　　〕〔❸　　　　　　　　　　〕などの言葉で説明されることもあるが，2000（平成12）年の介護保険法施行と同時に，ケアマネジメントという言葉が一般化した。

・ケアマネジメントを業務とするのは主に，障害者総合支援法における〔❹　　　　　　　　〕と介護保険制度における〔❺　　　　　　　　〕である。

・ケアマネジメントは，年代や疾患にかかわらず，その人の生活を支えるうえで行われる営みである。

〈**ケアマネジメントの目的と意義**〉

目的	なんらかの障害をもつ人が，住み慣れた地域で自立した生活を送れるようにすること
意義	障害者のおかれている状況などを踏まえ，適切かつ総合的に課題調整できること

Ⓑ 社会資源とチームケア

 地域・在宅看護論 p.133-134

1. ケアマネジメントと社会資源

・ケアマネジメントにおいて着目したいのは〔❶　　　　　　　　〕である。

・❶とは，「利用者がニーズを充足したり，問題を解決したりするために活用される各種の制度・施設・機関・設備・資金・物質・法律・情報・集団・個人の有する知識や技術等」の総称である[8]。

〈**ケアマネジメントにおける資源の活用法**〉

障害の程度によって，自らの力で資源を有効に活用し，地域で自立した生活を維持することが難しくなったとき	➡	その人が満たせていないニーズ（〔❷　　　　　　　　〕）を見定め，それを充足させるための❶を見つけて活用できるよう手配する

2. チームケア

・何らかの障害をもつ人の自立した生活を支えるために，❶のなかでも特に「人」の力に着目し，複数の人の力を統合しながら支援することを〔❸　　　　　　　　〕とよぶ。

・❸のメンバーは，医療，介護，福祉などの専門職などのフォーマルな支援者，

家族や友人などの非専門職などのインフォーマルな支援者に分けられる。

・ケアマネジメントにおけるチームケアでは，フォーマルな支援者とインフォーマルな支援者を上手に活用して，全体の支援効率を上げる。

C ケアマネジメントのプロセス（過程）

⊗ 地域・在宅看護論 p.134-137

1. ケアマネジメントのプロセスの概要

・ケアマネジメントのプロセスを，図4-5 に示す。

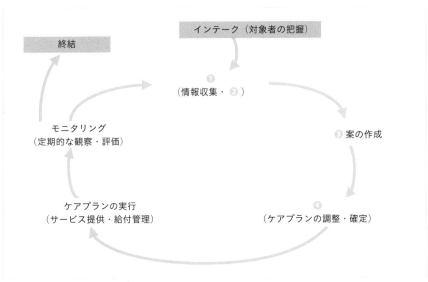

図4-5　ケアマネジメントのプロセス

・ケアマネジメントのプロセスにおいては，ケアマネジメントの対象者の目線からみた思考を，常に巡らせておくことが重要である。

2. アセスメント

・対象者に関する〔 ❶　　　　　　　　 〕は，情報収集から始まる。

〈 ❶ における情報収集〉

主観的情報	その人が生きている世界について，対象者自身が語る思い
客観的情報	生理的反応，病状，生活環境など（ケアチームメンバーからの情報提供，診断書などのデータ，観察などから把握）

・アセスメントによる情報収集後は，現状を評価し，ニーズを抽出する。

・最後に，ニーズを満たすために活用できそうな資源のあたり（見当）をつける。

・ケアマネジメントにおけるアセスメントを〔 ❷　　　　　 〕とよぶこともある。

〈**インテークと ❶** 〉

インテーク	対面や電話などで利用者から受ける最初の相談
❶	対象者宅への訪問，関係機関への問い合わせを経て実施する課題分析

3. ケアプランの作成

・〔 ❸ 〕の作成過程は「原案の作成」「関係者会議」「プラン確定」の3段階である。

作成過程	内容
①原案の作成	❶ の結果をもとに作成する。ケアチームへの参加メンバーを想定する
②関係者会議	原案のなかで想定されたケアチーム（案）のメンバーを集めて，原案について協議する。介護保険制度では〔 ❹ 〕とよばれる
③プラン確定	協議を経た後，本人・家族の同意を文書で得たうえで，ケアプランを確定する

4. 調整・ケアプランの実行・モニタリング

・確定した ❸ は，本人と家族，およびケアチームのメンバーに共有される。

・ケアマネジメントした者は，❸ に基づき適切に支援が提供されているか，定期的に観察・評価（モニタリング）を行う。

5. ICTの導入

・〔 ❺ 〕（情報通信科学）は，コンピューターとネットワークを活用した情報のやりとりのための技術を総称する略語である。それは非常に便利で，より身近なものになってきている。

・〔 ❻ 〕や〔 ❼ 〕の支援方法も視野に入れることで，医療・介護対象者の生活をモニタリングしたり，困りごとに対処したりする動作も，大きく変化する可能性が高い。

MEMO

D 地域・在宅看護における他職種との連携

地域・在宅看護論 p.137-138

・〔❶　　　　〕とは「互いに連絡を取り合って，物事を行うこと」（広辞苑 第四版）。
・❶不足を避けるには，コミュニケーションを円滑にすることが重要となる。
・目標設定と共通理解の促進が，❶不足の解決につながっていく。

E 介護保険制度のケアマネジメント

地域・在宅看護論 p.138-141

1. 介護支援専門員とは

・介護支援専門員は〔❶　　　　　　〕に規定されている専門職である。
・介護支援専門員は，居宅介護支援事業所や介護保険施設などに設置することが義務付けられている。
・一般的には〔❷　　　　　　　　　〕とよばれている。

2. 介護保険制度のケアマネジメントの種類と様式

・介護保険制度のケアマネジメントにおけるケアプランには，次の3種類がある。

〔❸　　　　〕サービス計画	主に在宅介護を受ける人が対象
〔❹　　　　〕サービス計画	主に施設で介護を受ける人が対象
〔❺　　　　〕サービス計画	対象者の介護予防を目的として，訪問型，通所型などの介護予防サービスを用いた計画を立てる

・適切な給付が滞りなく行われるため，介護支援専門員の業務には，サービス提供票などの〔❻　　　　〕に関する書類作成も含まれる。

IV 療養移行支援

A 療養移行支援の意義・目的

地域・在宅看護論 p.141-143

・療養移行支援とは，療養者が病院から自宅や介護施設，他の医療機関に移行するにあたり，本人の意向を尊重し，必要な医療とケアを継続するために行う支援のことをいう。
・療養移行支援は，院内外の多職種で協働して行う。
・〔❶　　　　〕（transition）について，メレイスは「人生の時期や状況，状態，地位，あるいはその他のものが推移すること」とし，また「人が健康や疾病に関する何らかの変化を体験するとき，看護が関心を寄せるべき現象となる」としている。

1. 地域医療構想

・地域医療構想は，超高齢社会にも耐え得る医療提供体制を構築するため，2014（平成26）年に成立した〔 **❶**   〕によって制度化された。

・地域医療構想は，2025 年に必要となる病床数を 4 つの医療機能ごとに推計したうえで，地域の医療関係者の協議を通じて病床の機能分化と連携を進め，効率的な医療提供体制を実現する取り組みである。

2. 病床機能の概要と看護の特徴

・地域医療構想では，病床機能報告制度により〔 **❷**   〕期，〔 **❸**   〕期，〔 **❹**   〕期，〔 **❺**   〕期の 4 つの医療機能が設定されている（表 4-1）。

表 4-1 　4 つの医療機能

医療機能の名称	医療機能の内容
❷ 期機能	○急性期の患者に対し，状態の早期安定化に向けて，診療密度が特に高い医療を提供する機能 　※高度急性期機能に該当すると考えられる病棟の例 　　救命救急病棟，集中治療室，ハイケアユニット，新生児集中治療室，新生児治療回復室，小児集中治療室，総合周産期集中治療室であるなど，急性期の患者に対して診療密度が特に高い医療を提供する病棟
❸ 期機能	○急性期の患者に対し，状態の早期安定化に向けて，医療を提供する機能
❹ 期機能	○急性期を経過した患者への在宅復帰に向けた医療やリハビリテーションを提供する機能 ○特に，急性期を経過した脳血管疾患や大腿骨頸部骨折等の患者に対し，ADL の向上や在宅復帰を目的としたリハビリテーションを集中的に提供する機能（回復期リハビリテーション機能）
❺ 期機能	○長期にわたり療養が必要な患者を入院させる機能 ○長期にわたり療養が必要な重度の障害者（重度の意識障害者を含む），筋ジストロフィー患者又は難病患者等を入院させる機能

資料／厚生労働省：地域医療構想について.. 2019. p.10.

3. 様々な病床機能

・〔 **❻**   〕病棟は，急性期治療が終了した後，自宅などへの退院を支援する機能をもつ。

・〔 **❼**   〕病棟は，主として苦痛の緩和を必要とする悪性腫瘍や後天性免疫不全症候群（AIDS）の患者に対して，緩和ケアを提供する機能をもつ。

C 療養移行支援のプロセス ⊗ 地域・在宅看護論p.144-147

・病院における療養移行支援（退院支援・退院調整）のプロセスを，図 4-6 に示す。

療養移行支援の必要な患者の把握（スクリーニング）
- できるだけ早期（入院前・入院時）に入院計画，患者・家族の情報を得て評価する。
- 入院中も退院後の暮らしをイメージし，評価を繰り返す。

療養移行支援のアセスメント
- 退院後の生活を見据えて，医療・生活上の課題についてアセスメントを行う。
- 患者・家族の意向を把握し，院内外の多職種で情報共有し，検討する。

医療・ケア継続のためのチームアプローチ
- 患者・家族が症状やADLの変化を受容し，療養場所・方法について意思決定できるよう支援する。
- 患者・家族の自立に向けて，生活の場で継続できる医療管理・介護方法を検討する。

関係機関との医療・ケアの調整
- 必要な医療・介護サービスを活用できるよう，関係機関と調整する。
- 関係職種で，患者・家族を意向や看護上の課題などを共有する。

退院後のモニタリングとフォローアップ
- 退院後の自宅訪問などで，病状変化や自己管理状況を確認し，支援の評価を行う。
- 急変などによる再入院に備え，体制を整えておく。

図 4-6　療養移行支援のプロセス

1. 療養移行支援の必要な患者の把握（スクリーニング）

・入退院支援部門の看護師などが，支援の必要性についてスクリーニングを行う。
・常に患者の退院後の暮らしをイメージし，評価を繰り返すことが必要である。

2. 療養移行支援のアセスメント

〈アセスメントの流れ〉

患者と家族が，「病状や障害についてどのように理解・認識しているか」「退院後の生活についてどのようなイメージや希望をもっているか」を把握する

↓

「患者と家族が望む暮らしの実現」に向けた課題を検討する。

〔❶　　　〕に関する課題	病状や治療計画を踏まえて退院時の状態を予測し，「継続が必要な医療管理・処置があるか」，また，退院後の療養場所に合わせて「それらの方法の簡易化が必要か」などを検討する
〔❷　　　〕に関する課題	退院後の日常生活動作（ADL）と手段的日常生活動作（IADL）の変化を予測し，「食事・排泄・清潔などの日常生活行動をどのように行えるのか」について，患者の希望や住宅環境，家族の介護力，経済的状況などを踏まえて検討する

3. 医療・ケア継続のためのチームアプローチ

- 患者と家族が，病状や ADL の変化を理解してそれを受容し，療養の場所と方法について意思決定できるよう支援する。
- 医療管理や処置は，生活の場でも継続しやすい簡易な方法に切り換え，安全で安楽な ADL や負担の少ない介護方法を習得できるよう支援する。

4. 関係機関との医療・ケアの調整

- 退院前に，患者と家族ならびに院内外の関係職種が一同に会しての〔 ❸　　　　　　　　〕を開催することも効果的である。
- ❸ では，患者と家族への病状説明の内容，それに対する理解・受け止め，今後の療養に関する希望，現在の病状と今後の予測，緊急時の対応方法などを共有する。

5. 退院後のモニタリングとフォローアップ

- 退院後に病棟看護師が療養者の自宅を訪問し，退院後の病状の変化がないか，医療管理が適切に行われているかなどを確認する，〔 ❹　　　　　　　　　〕を行う病院も増えている。
- 退院直後は，訪問看護師などからの問い合わせや，病状の急変などによる再入院の可能性がある。これらに対しては，院内の窓口を明確にして迅速に対応する。

Ⓓ 病院と地域の連携システム

地域・在宅看護論 p.147-149

1. 病院完結型医療から地域完結型医療への転換

かつては〔 ❶　　　　　　　　〕が中心

↓

疾病構造の変化，超高齢多死社会の到来

↓

各々の地域の医療資源を，効率的・効果的に活用する必要性の高まり

↓

〔 ❷　　　　　　　　〕の推進

〈 ❷ における役割の明確化〉

診療所のかかりつけ医	〔 ❸　　　　　　〕の管理やけがの初期治療といった日常の診療

急性期病院	〔 **④**　　　　　〕な治療や高度な検査，〔 **⑤**　　　　　〕〔 **⑥**　　　　　　〕

・急性期病院が診療所から入院患者の紹介を受ける場合は〔 **⑦**　　　〕連携，急性期病院が退院する患者を診療所へ逆紹介する場合は〔 **⑧**　　　〕連携とよぶ。

2. 病院と地域の関係機関のネットワーク

・ **②** の実現には，病院と地域の関係機関との有機的な連携が不可欠である。

・ **②** の実現には，それぞれの役割やサービスの特性を十分理解したうえで，日常的な情報共有やきめ細やかな調整が必要となる。

3. 診療報酬・介護報酬による評価

・診療報酬は〔 **⑨**　〕年ごとに改定されている。

・療養移行支援のプロセスにおいては，病院側はケアマネジャーとの連携，退院前の在宅医や訪問看護師などとのカンファレンス，退院前後に自宅を訪問して行う指導などが，診療報酬で算定できる。

・在宅医や訪問看護師なども，退院前のカンファレンスへの参加に対して診療報酬を得ることができる仕組みになっている。

・介護報酬においても，入退院に際して〔 **⑩**　　　　　　　　〕が病院と連携することに対する報酬があり， **⑩** の入院早期からの連携・協働が促進されている。

Ⓔ 介護施設への退院・他院への転院時の連携

⊗ 地域・在宅看護論 p.149-150

・地域の医療機関どうしでは〔 **①**　　　　　　　　　　　　　　〕が活発に運用されている。

・ **①** は，疾患別の標準的な診療計画に従い，急性期～回復期～維持期において，切れ目なく最善の医療を提供する〔 **②**　　　　　　　　〕を目指した仕組みである。

文献
1）日本看護科学学会 看護学学術用語検討委員会 第 9・10 期委員会：看護学を構成する重要な用語集，2011.
https://www.jans.or.jp/uploads/files/committee/yogoshu.pdf（最終アクセス日：2022/8/29）
2）正野逸子執筆：観察とフィジカルアセスメント〈岡崎美智子・正野逸子編：根拠がわかる在宅看護技術，第 2 版，メヂカルフレンド社，2010, p.35-50.〉
3）新村出編：広辞苑，第五版，岩波書店，1998
4）Friedman, M. M., Bowden, V. R., et al. : Family Nursing ; Research, Theory, and Practice. 5th ed., Prentice Hall, 2003, p.92-95.
5）佐藤悦子著：社会心理学選書 5 家族内コミュニケーション，勁草書房，1986, p.210-235.
6）厚生労働省：仕事と介護の両立－介護離職を防ぐために－.

https://www.mhlw.go.jp/stf/seisakunitsuite/bunya/koyou_roudou/koyoukintou/ryouritsu/index.html（最終アクセス日：2022/8/29）

7）厚生労働省老健局：「介護保険制度に関する国民の皆さまからのご意見募集（結果概要について）」，2010．https://www.mhlw.go.jp/public/kekka/2010/dl/p0517-1a.pdf（最終アクセス日：2022/8/29）

8）日本精神保健福祉協会，日本精神保健福祉学会監：精神保健福祉用語辞典，中央法規出版，2004．

参考文献
・アフアフ・イブラヒム・メレイス監修・編集，片田範子監訳：移行理論と看護；実践・研究・教育，学研メディカル秀潤社，2019．
・猪飼周平著：病院の世紀の理論，有斐閣，2010．
・宇都宮宏子・山田雅子編集：看護がつながる在宅療養移行支援；病院・在宅の患者像別看護ケアのマネジメント，日本看護協会出版会，2014．
・正野逸子・本田彰子編著：関連図で理解する在宅看護過程，メヂカルフレンド社，2014．
・高山義浩著：地域医療と暮らしのゆくえ；超高齢社会をともに生きる，医学書院，2016．
・野中猛著：図説ケアチーム，中央法規出版，2007．
・服部万里子：服部万里子のケアマネジメント実践法；インテークからケアプラン評価まで，中央法規出版，2013．
・兵藤好美・細川京子著：医療安全に活かすKYT，メヂカルフレンド社，2012．
・宮崎和加子編集執筆・他執筆：在宅ケアリスクマネジメントマニュアル；"生活の場"のリスクをさらに検証！，日本看護協会出版会，2016．
・山崎あけみ・原礼子編集：家族看護学；19の臨床場面と8つの実践例から考える，改訂第2版，南江堂，2015．

第 5 章 地域・在宅看護のシステムづくり

Ⅰ 地域アセスメントと地域づくり

Ⓐ 地域包括ケアシステムづくりのプロセス

1. 地域包括ケアシステムづくりの概要

⊗ 地域・在宅看護論p.154-156

・〔❶　　　　　　　　　　　〕づくりの基本は，事業の企画や運営において広く

浸透している〔❷　　　　　　　　〕にしたがって進めることである。

〈❷ による ❶ づくりのプロセス〉（図5-1）

〔❸　　　　〕（**P**lan）	地域アセスメントを実施したうえで，地域課題の明確化を行い，対応策を計画する
〔❹　　　　〕（**D**o）	対応策を実行する
〔❺　　　　〕（**C**heck）	対応策を実行した効果を評価する
〔❻　　　　〕（**A**ct）	改善策を検討する

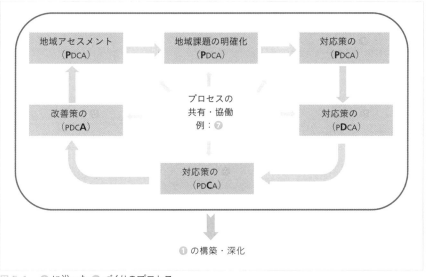

図 5-1　❷ に沿った ❶ づくりのプロセス

2. 地域包括ケアシステムづくりにおける地域ケア会議

・〔❼　　　　　　　　〕とは，「対象者個人への支援の充実」と「それを支える社会

基盤の整備」を同時に進める手法である。

〈 ❼ の機能〉

〔❽　　　　　〕機能	対象者の個別課題を解決する機能
〔❾　　　　　〕機能	関連機関のネットワークを構築する機能
〔❿　　　　　〕機能	対象者の個別課題の背景から，地域課題を発見する機能
〔⓫　　　　　　　　　　〕機能	地域づくりと社会資源開発をする機能
〔⓬　　　　　〕機能	施策や事業化の提案により，政策を形成する機能

・ ❼ では，検討するケースのサービス担当者に限らず，地域の多様な立場の参加者によって，課題の解決に向けた検討が行われる。

・一方で〔⓭　　　　　　　　　　〕は，対象者がニーズに応じたサービスを受けられるよう，ケアマネジャー（介護支援専門員）がケアマネジメントの一環として開催するものである。

Ⓑ 地域アセスメント

> ✖ 地域・在宅看護論 p.156-159

1. 地域アセスメントの概要

・地域アセスメントとは，地域を対象として，〔❶　　　　　　〕を導くために様々な情報やデータを把握し，地域の特徴を明らかにすることである。

・地域アセスメントは，〔❷　　　　　〕〔❸　　　　　〕〔❹　　　　　〕とよばれることもある。

2. 地域アセスメントの前提事項の選択

1 ┃ テーマの選択

・まず，取り組む地域アセスメントのテーマは「探索的なもの」か「特異的なものか」を選択する。

探索的なテーマ	初めてその地域にかかわる場合には有用 **例**：「この地域にはどのような支援が必要か」
特異的なテーマ	関心事項や取り組み内容の方向性が決まっている場合には，効率的で有用 **例**：「この地域の高齢者虐待防止のために，家族介護者への支援は有効か」

2 | 対象地域の選択

・地域アセスメントの対象地域について，「〔 ❺　　　 〕としての地域」と「〔 ❻ 〕としての地域」のどちらを選択するか，検討する

❺ としての地域	都道府県規模（保健所管轄区域または各医療圏）〜市町村規模，または，それ以外を対象とすることが多い
❻ としての地域	職場や学校，共通の目的や特徴をもった組織集団を選択する

3 | 対象集団の選択

・どのような対象集団を選択するかを検討し，次の 2 つなどを検討する。

　① その対象地域の住民や構成員全員を対象とする場合

　② 対象地域の構成員のなかから共通の特性をもつ集団を選ぶ場合

4 | 参画者の選択

・地域アセスメントを実施する参画者をだれにするか，地域アセスメントのテーマに応じて，次の 4 点などを検討する。

　① 看護職のみとする

　② 医療保健福祉職のみとする

　③ 他分野の職種も入れる

　④ 対象地域に属している当事者や住民にも参画してもらう

3. 地域アセスメントの情報収集の計画

1 | 情報収集の項目

・アセスメントに必要な情報に絞って収集したほうが効率的である。

　➡ テーマに沿った〔 ❼　　　 〕の項目を洗い出す作業を行う。

2 | 情報収集の技法 (表 5-1)

・定性的（情報の質的な側面を見ること）な情報を集める技法として，〔 ❽ 〕（文字情報）の分析，〔 ❾　　　 〕，インタビュー，フォトボイスなどを用いる

表 5-1　地域アセスメントの情報収集の様々な技法

種類	内容
❽ の分析	国勢調査，白書，地図，自治体の介護保険事業計画や報告書，広報誌など，すでに刊行された資料を収集し，〔 ⑪ 〕情報や〔 ⑫ 〕情報の分析を行う
❾	生活環境や街並み，人々の暮らしぶりなどの様子を実際に地域に出向いて観察し，分析を行う
インタビュー	その地域で暮らす人々や関係者にインタビューを行い，フィールドノートや逐語録を用いて分析を行う
フォトボイス	写真（フォト）を撮影し，その写真に撮影者（専門職や住民）の語り（ボイス）をつけ，それらをもとにグループで話し合い，分析を行う
⑩	仮説を立て，対象集団，データ収集方法や調査内容を設定して調査し，分析（統計的分析など）を行う

⑪

⑫

・定量的（数値など，情報の量的な側面を見ること）な情報を集める場合は，❽（数値情報）の分析，〔❿　　　　〕を行う。

ⓒ 地域課題の明確化

※ 地域・在宅看護論 p.159-160

・収集した情報から必要な情報を選択し，地域の特徴について分析を行い，〔❶　　　　〕を明確にする（表5-2）。

表5-2　地域課題の水準[1]

水準	説明	例
実在型地域課題	問題として明らかであり，データに問題が〔❷　　　　〕している	独居高齢者の孤独死の頻発
リスク型地域課題	問題になるリスクが〔❸　高い・低い〕が，データにその問題が顕在せず，そのリスクを推定できる	閉じこもり高齢者の孤立のリスク
ウェルネス型地域課題	より〔❹　　　　〕に，より〔❺　　　　〕に生きることを目指すものであり，対象者の要望を参考にすることがある	高齢者の外出行動の促進

❷

❸ 高い・低い

❹

❺

ⓓ 対応策の計画

※ 地域・在宅看護論 p.160-161

1. 優先順位をつける方法

・明確にした地域課題について〔❶　　　　〕を計画する。

・対応策には〔❷　　　　〕をつけることが必要である。

・❷をつける際には，下記の①～③に該当するものほど，一般的に優先順位が高い対応策となる。

①〔❸　　　　〕：地域課題の水準はどの程度か（実在型かどうか），緊急性は高いか。

②〔❹　　　　〕：予算，人材，資源などは十分か，具体性は高いか。

③〔❺　　　　〕：関連職種・機関や住民が参画できるか，キーパーソンの合意はあるか。

2. 対応策の計画方法

・地域課題から対応策を計画する際には，6W1Hの要素を含めて（下記参照），具体的に内容を盛り込んで検討する。

①なぜ（**Why**）：対応策の〔❻　　　〕と〔❼　　　　〕を明らかにする。
②いつ（**When**）：対応策のタイムスケジュールを明らかにする。
③どこで（**Where**）：対応策を実施する場所や機会を明らかにする。
④だれが（**Who**）：対応策を実施する者はだれかを明らかにする。
⑤だれに（**Whom**）：対応策を提供する対象はだれかを明らかにする。
⑥何を（**What**）：対応策の〔❽　　　〕を明らかにする。
⑦どのように（**How**）：対応策の実施体制や周知方法，評価方法などを明らかにする。

・〔❾　　　　　　　　〕などにより，広く意見を集めて，対応策を検討する

　ことがある。

E 対応策の実行

※ 地域・在宅看護論 p.161

・対応策は，計画にしたがって実行する。

〈高齢者ケアに関する地域包括ケアシステムづくりの一般的な対応策〉

① 介護体制の〔❶　　　　〕を整備すること

② 〔❷　　　　〕を確保すること

③ 生活支援や介護予防に関する〔❸　　　　　〕を開発すること

④ 医療と介護の〔❹　　　〕を促進すること

⑤ 医療や介護の専門職の〔❺　　　〕を育成すること

F 対応策の評価・改善

※ 地域・在宅看護論 p.162

・実施した対応策の効果を評価し，改善策を検討することでPDCAサイクルを循
　環させ，地域包括ケアシステムの構築を進める。

・評価のためのエビデンス（根拠）としては，①〔❶　　　　　　〕，②〔❷
　　　　　〕，③〔❸　　　　　　〕，④〔❹　　　　　〕，⑤〔❺
　〕があげられる[2, 3]。

〈評価のためのエビデンス（根拠）〉

❶	対応策に投じられた人材，予算など
❷	対応策に投じられた活動内容
❸	アクティビティによる直接的な産出物
❹	活動によってもたらされた効果
❺	対応策によって生じた長期的な変化

G 地域包括ケアシステムづくりの実際

※ 地域・在宅看護論 p.162-165

・地域社会の〔❶　　　　　　　　　　　〕（社会関係資本）が希薄になっている。

　このため，〔❷　　　　〕の高齢者（虚弱に近い状態の高齢者）や経済力が乏しい
　高齢者は，社会的に孤立しやすく孤独死などの問題が起こる。

・「高齢者の社会的孤立を予防する地域見守り」のための地域包括ケアシステムづ

くりの実際例を示す（図 5-2）。

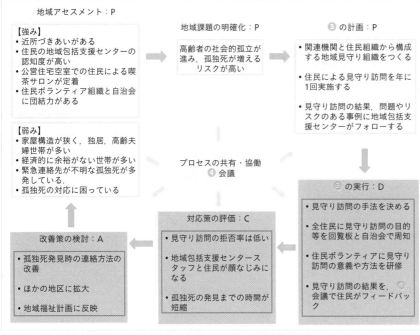

図5-2　❺づくりの実際例：高齢者の社会的孤立を予防する地域見守り

図5-2の実際例について

・この地域では，地域課題を「高齢者の社会的孤立が進み，孤独死が増える
リスクが高い」とした。

・地域課題に基づいた〔❸　　　　　〕を計画する会議を開催した。

・❸の実行として〔❹　　　　　　　〕について規定を作成し，これを正式
に発足させた。

・モデル的な取り組みを定例化したり，ほかの地域に拡大させたりすること
によって，〔❺　　　　　　　　　　〕の発展につながる PDCA サイクル
が循環している。

Ⅱ　健康づくりと疾病予防のシステム

Ⓐ　地域における健康づくりと疾病予防の意義

1．健康づくりと疾病予防の必要性　　　　⊗ 地域・在宅看護論 p.165-166

・療養者や家族に対する，訪問看護やケアマネジメントなどの個別支援を地域で積
み重ねる。

　➡地域で暮らす人々全体の〔❶　　　　　〕や〔❷　　　　　〕を進めるため
の，〔❸　　　　〕や〔❹　　　〕を活かした支援に，発展的に拡大することが
多い。

2. 地域・在宅看護における健康づくりと疾病予防

- これまでは主に，行政機関，学校，職場などの保健師による保健活動（健康相談や保健指導，健康教育，健康診査）によって，とりくまれてきた。

- 近年は，訪問看護ステーションや地域包括支援センターなどの事業所や，〔 ❺ 　　　　　　　　〕を担う医療機関などにおけるケアが充実してきている。

- 健康維持や疾病予防のシステムづくりに関する知識と技術は，すべての看護職に必要な基本事項である。

- 健康な人々・疾患や健康障害のある人々・様々な専門職やボランティアなどが集まる居場所や機会をつくり，健康づくりや疾病予防を目指す活動が各地で展開されている。これは〔 ❻ 　　　　　　　 〕⁴⁾〔 ❼ 　　　　　　　 〕などと呼ばれている。

Ⓑ　健康づくりと疾病予防のシステムの手法

❈ 地域・在宅看護論 p.167-171

1. ポピュレーションアプローチとハイリスクアプローチ

- 健康づくりと疾病予防のシステムをつくるアプローチとして，ポピュレーションアプローチとハイリスクアプローチが挙げられる（図5-3，表5-3）。ポピュレーションストラテジー，ハイリスクストラテジーもほぼ同じ意味である⁵⁾。

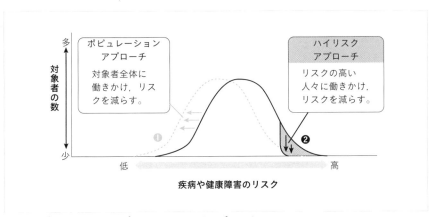

図5-3　ポピュレーションアプローチとハイリスクアプローチ

2. アウトリーチ

- アウトリーチとは，対象者が表明していないケアのニーズを，専門職が推定したうえで，対象者のもとに出向き，そのニーズを把握したり，対象者に動機づけをしたり，支援を行ったりする積極的介入を意味する。

- アウトリーチが必要な対象者は，健康課題を抱えながらも，保健医療福祉の専門機関とかかわることなく，〔 ❻ 　　　 〕のなかに埋もれて生活していることが多い。

- 地域・在宅看護実践の場では，看護職などが対象者に電話をかけたり，地域活動の場や対象者の居宅に訪問したりする手法をとる。

表 5-3　地域・在宅看護におけるポピュレーションアプローチとハイリスクアプローチの比較

	ポピュレーションアプローチ	ハイリスクアプローチ
対象	集団全体	リスクの〔❶ 高い・低い〕高い者
予防の水準	〔❷　　　〕予防	〔❸　　　〕予防
メリット	・〔❹ 個人・集団全体〕への健康障害・疾病の減少効果が大きい ・リスクの高い者を選ぶ手間が省ける ・効果は全体的，広範囲に及ぶ	・〔❺ 個人・集団全体〕への健康障害・疾病の減少効果が大きい ・明確な基準で，対象を絞りやすい ・介入が限局的なため，費用対効果が高い
デメリット	・介入に費用がかかり，費用対効果が低い ・集団内のひとりひとりに対する効果は低い ・ひとりひとりに動機付けが行き渡りにくい	・一部の集団への効果しか期待できない ・集団全体への効果が低い ・対象を絞ることに手間がかかる
地域・在宅看護における例	・地域住民に終末期のケアの選択方法などアドバンスケアプランニングについての教育を行う ・地域住民に介護保険の仕組みや介護サービスや訪問看護の利用方法についての教育を行う	・重度心身障害児を在宅で療育している家族が集まる場をつくり，日頃のケアに関する思いや情報を交換する場をつくる ・神経難病療養者を介護する家族に声をかけ，医療の使い方や介護の方法について相談できる場をつくる

・アウトリーチで直接的な収益を得ることは難しい。このため一般的に，訪問看護のような収益業務を円滑に行うための〔❼ **直接・間接**〕的事業や，〔❽　　　〕事業として位置づけられて開始される。

3. セルフケアの促進

・セルフケアとは，人が自らの健康づくりや疾病の発見・治療のために行う〔❾　　　　　　〕を意味する。

・アメリカの著名な看護理論家である〔❿　　　　〕のセルフケア理論は，人間に必要なセルフケアには，次の3タイプがあると説明している[6]。

---

①普遍的セルフケア（すべての人々の普遍的ニードを満たすもの）

②発達的セルフケア（成長過程やライフサイクルに伴うもの）

③健康逸脱に対するセルフケア（診断や治療に伴うもの）

・〔⓫　　　　　〕理論とは，健康づくりや疾病予防のために，よりよい行動をとるための要因やプロセスを説明している，セルフケアに関する考え方である。

・セルフケアに関する代表的な理論・モデルを，表 5-4 に示す。

表 5-4　セルフケアに関する代表的な健康行動理論・モデル

理論の名称（提唱者，年代）	説明
・健康信念モデル　Health Belief Model （Rosenstock IM & Becker MH） （1950 年代以降）	健康行動は，脅威，障害などのマイナス面と利益，自己効力感などのプラス面を天秤にかけて決定される。
・計画的行動理論 Theory of Planed Behavior （Ajzen I） （1991 年代）	合理的行動理論を発展させた理論である。健康行動は，態度，主観的規範，行動コントロール感によって行動意図が形成されて決定される。
・トランスセオレティカルモデル Transtheoretical Model （Prochaska JO & DiClemente CC） （1980 年代）	健康行動は，無関心期，関心期，準備期，実行期，維持期のステージを経て変容するものであり，ステージに応じた介入が必要である。

C 地域・在宅看護における健康づくり・疾病予防システムの実際

地域・在宅看護論 p.172-174

・地域の人々や健康障害のリスクの高い人々に対して，健康づくりと疾病予防を進める方策として，次のような機能をもつケアシステムをつくることが重要である。

▶ 情報提供　地域の人々に健康や社会資源に関する情報を提供すること。地域の専門職が適切な解釈を添えることで，介護や医療に関する情報選択における〔❶　　　　　　　　　〕の向上が期待できる。

▶ インテーク　〔❷　　　　　　〕や〔❸　　　　　　　　　　　〕の過程における入口にあたる。対象者にケアのニーズがあるかどうかを把握する段階を意味する。

▶ 地域交流　地域の人々が気軽に立ち寄り，交流することにより，地域における健康づくりや疾病予防への関心につながる。

▶ 連携　ボランティアや医療・介護・福祉などの関連職種が交流し，連携関係をつくることで，健康づくりや疾病予防のシステムづくりの人的基盤ができる。

III　地域・在宅看護におけるリスクマネジメント

A リスクマネジメントの概念

地域・在宅看護論 p.174-175

1. リスクマネジメントと危機管理

・リスクマネジメント（リスク管理）とは，これから起こるかもしれないリスク（危険）に対して，事前に対応する「〔❶　　　　　　　〕の行動」である[7]。

・危機管理とは，事故発生時における，「迅速な対応による被害の〔❷　　　　　　〕」「適切な処置による〔❸　　　　　　　　　〕の実施」といった「事故発生後の組織的行動」である[8]。

2. 医療におけるリスクマネジメントの目的

・1999（平成11）年，わが国において，手術患者の取り違え事故が発生して社会問題となった。これらの事故の当事者が看護師であったことから，日本看護協会はリスクマネジメントガイドラインを作成した[9]。

・リスクマネジメントガイドラインでは，従来の〔❹　　　　〕を中心に考えるリスクマネジメント」から，〔❺　　　　〕を中心に考えるリスクマネジメント」への転換の方向を示した。

3. 医療・看護におけるリスクマネジメントの関連用語

〈アクシデントとインシデント〉

〔 ❻ 〕	エラーによって事故が引き起こされてしまった現象。〔 ❼ 〕に相当する用語
〔 ❽ 〕	〔 ❾ 〕のことであり，誤った医療行為などが患者に実施される前に発見されたもの，あるいは，誤った医療行為などが実施されたものの，結果として患者に影響を及ぼすに至らなかったもの

〈医療事故と医療過誤〉

〔 ❿ 〕	医療従事者の過失の有無にかかわらず，医療にかかわる場所・全過程において発生する〔 ⓫ 〕のすべて
〔 ⓬ 〕	医療事故の発生原因が，医療従事者や医療機関側の〔 ⓭ 〕によるもの

B 地域・在宅看護におけるアクシデントの特徴

⊗ 地域・在宅看護論 p.175–177

・病院と居宅では，ヒューマンエラーやアクシデントが起こる背景としての環境が，大きく異なることを理解する（表5-5）。

表5-5 病院と居宅における環境・介護体制の比較

	病院	在宅（居宅）
療養環境 （空調・音・採光など）	コントロール〔 ❶ されている・困難 〕	コントロール〔 ❷ されている・困難 〕
療養に必要な設備	整備〔 ❸ されている・されていない 〕	整備〔 ❹ されている・されていない 〕
医療に必要な機器・医材料	種類は統一されており，常に整備	種類は様々で，必要最小限に整備
医療者による24時間の観察	〔 ❺ ある・ない 〕	〔 ❻ ある・ない 〕
ケアの実施者	看護師	家族（またはホームヘルパー）
ケアの実施者数	多数によるローテーション	単独の場合が多い
緊急時の医療者の対応	即時，対応可能	30分から数時間要することもある
情報	カルテを通じて一元化	それぞれの機関が保有
関係職種	1つの機関に集合している	多機関にまたがっている

❶ されている・困難

❷ されている・困難

❸ されている・されていない

❹ されている・されていない

❺ ある・ない

❻ ある・ない

1 療養環境の違いから

・療養環境は，〔 ❼ 病院・居宅 〕では一定化されているが，〔 ❽ 病院・居宅 〕では，療養者によってその環境は様々で，療養に適した環境を整えるのが困難なこともある。

・不適切な療養環境では，室内での転倒・転落だけでなく，身体状況に変調をきたす場合があり得る。

・看護師は，できる限り療養者に適した〔 **❾** 〕を整えるよう支援しなければならない。

2　医療に必要な機器や医材料の違いから

・医療に必要な機器や医材料は，〔 **❿** 病院・居宅 〕では常に整備されているが，〔 **⓫** 病院・居宅 〕では整備されていない。

・**⓫** では，主治医からの提供，レンタル業者からの借り受け，療養者による購入などの手配を行う。

・地域・在宅看護では，必要とされる〔 **⓬** 〕の整備や管理は，〔 **⓭** 〕の重要な業務である。

3　観察者の違いから

・〔 **⓮** 病院・居宅 〕では医師や看護師が常時滞在し，24 時間体制で患者の観察を行うことができる。

・〔 **⓯** 病院・居宅 〕では医師や看護師が間欠的に療養者宅を訪れ，療養者の身体状況を観察するため，身体状況のささいな変化の〔 **⓰** 〕が遅れてしまう場合がある。

・**⓯** では，療養者にサービスを提供する多職種と連携し，密に情報共有を行う。

・**⓯** では，療養者・家族に十分な説明や教育を行って，療養者の体調に変化がある場合は速やかに医療者に報告できるよう，体制を整えておくことも重要となる。

4　介護環境の違いから

・〔 **⓰** 〕では，主たるケア実施者は〔 **⓱** 〕である。

・〔 **⓲** 〕でのケア実施者は，次のように多様である。

> 家族介護が可能なケース／日中は家族が仕事に出ているため，夜間のみ家族介護が行われるケース／主たる介護者が高齢であるケース／独居のため介護者がいないケース など

5　緊急時の対応の違いから

・〔 **⓳** 病院・居宅 〕では，ナースコールなどによって，看護師がベッドサイドに駆けつけられる。

・〔 **⓴** 病院・居宅 〕では，電話による要請があっても，療養者宅まで即時に駆けつけることが難しい。

・**⓴** では，看護師は常に起こり得る事態を予測し，療養者と家族に対して，事前に緊急時の〔 **㉑** 〕を確認し，〔 **㉒** 〕の対策を十分説明しておく必要がある。

・**⓲** で急変が予測される場合は，「看護師の〔 **㉓** 〕や医療者による〔 **㉔** 〕の頻度を増やす」「急変時に必要な医療機器などを療養者宅に〔 **㉕** 〕する」などの事前対策が必要となる。

- ⑲ では，患者情報がカルテとして 1 つに集約される。
- ⑳ では，医師，訪問看護師，ホームヘルパー，デイサービスなど，多職種・多機関がかかわるため，療養者の情報は〔 ㉖　　　　〕で保有されている。
- ⑳ では，身体状況の変化や，それに伴うケア内容の変更などがあった場合，すべての関連機関・職種への迅速な周知は難しい。
- ⑳ では近年，ICT 技術の開発が進み，モバイル端末や医療用 SNS を用いた情報共有の迅速化が進んでいる。

C 地域・在宅看護におけるインシデント・アクシデント防止

⊗ 地域・在宅看護論 p.177-179

- リスクマネジメントは，「① リスクの〔 ❶　　　　〕→ ② リスクの〔 ❷　　　　〕→ ③ リスクへの〔 ❸　　　　〕→ ④ 対応への〔 ❹　　　　〕」という一連のプロセスで行われる。

1. 個人で行うエラー防止対策

〔 ❺　　　　　〕	個人で行うエラー防止対策として，最も基本的かつ有効である
〔 ❻　　　　　〕	コミュニケーションエラーの予防に役立つ
〔 ❼　　　　　〕	投薬，処置，注射，機器操作などを実施する際，原則として 2 人で確認を行う
〔 ❽　　　　　〕	1 人の患者ケアごとに，また，薬剤・機器の取り扱いや医療処置の実施においては 1 行為ごとに，流水と石けんで手洗いを行う
〔 ❾　　　　　〕の整備	個別に工夫して，ケアや処置が安全に提供できる環境を整える

2. 組織で取り組むエラー防止対策

事例の分析	報告・〔 ❿　　　　　　　　　　　　　　 〕の記入により，組織で分析する対策

組織における〔⑪　　　〕改善	事例分析から得られたエラーの要因から，エラーを再発させないための対策を，組織として講ずる
〔⑫　　　　　　〕への対策	看護職員の疲労が蓄積しないように勤務環境を整える
情報の〔⑬　　　〕への取り組み	近年は情報伝達の円滑化のため，ICTやSNSなどを導入する機関も増えつつある

Ⓓ　地域・在宅看護におけるリスクマネジメントの実際

⊗ 地域・在宅看護論 p.179-189

・在宅看護では，療養者環境（設備，室内環境，介護環境など）と療養者へのかかわりが多人数・多機関にまたがる，などの特性から，思いがけないリスクが存在する。

1. 看護師の医療行為事故

・近年，点滴などの医療行為や，人工呼吸器・輸液ポンプなど複雑な医療機器を必要とする在宅療養者が増加している。
・地域・在宅看護では，1人の看護師で医療行為や機器管理を行う場合が多いが，対象者により医療機器の種類が異なったり，場が整備された環境ではなかったりする。
➡看護師は，知識や技術の向上に加え，医療機器の〔❶　　　　　〕などを熟知し，エラー発生時の〔❷　　　　　　　〕をも念頭に置き，慎重に行動する。また，家族や介護職が医療機器を管理する場合に備えて，これを安全に実施できるよう指導，教育する。

2. 看護師の伝達ミス

・訪問看護における医師の指示は，〔❸　　　　　　　　〕などの書面で行われる。
・しかし近年，終末期看護や医療機器装着への看護も増加しているため，療養者の急変時には，書面による指示のみでは不十分なことがある。
・地域・在宅看護実践では，医師，看護師，介護職など多くの職種がかかわるが，所属機関が異なるため〔❹　　　　〕が困難である。
・特に医師の指示や医療情報の伝達については，医療者間の〔❺　　　　　　〕を起こさないよう，細心の注意を払う必要がある。
・看護師は処置や投薬において，医師の指示を誤認しないよう，〔❻　　　　〕〔❼　　　〕〔❽　　　〕〔❾　　　〕に至るまで，確実な理解と把握が必要となる。

3.ケア事故

・在宅看護では，食事や排泄，保清に対して様々な看護ケアが提供される。

・利用者の身体機能や認知機能は様々であり，体調によっても変動がある。

　➡十分に〔 ❿ 　　　 〕を行い，身体状況を〔 ⓫ 　　　　　 〕してからケアを

　　実施する。

・移動動作を伴うケアでは，患者や看護師が負傷することのないよう注意する。

　➡対策として，適切な〔 ⓬ 　　　 〕の選定と活用，〔 ⓭

　　　 〕（IADL）の定期的な評価，体調不良時の代替策の事前検討などを行う。

〈ケア事故の例〉

> 車椅子やベッド移動など移動介助中の事故／入浴中の事故／食事介助中の窒
> 息などの事故／福祉用具による負傷事故 など

4.看護師の交通事故

・療養者宅への移動中の看護師による〔 ⓮ 　　　　 〕は，訪問系サービスにおい

　て起きる事故では，最も多い事故である。

　➡移動手段に自転車・自動車などを利用する場合は，「交通ルールを遵守し，時

　　間に余裕をもって移動する」〔 ⓯ 　　　　　　　　　 〕などの工夫をす

　　る。

　➡事故発生時の対応策を，事前に検討しておく必要もある。

・通所サービスへの送迎など，搬送途中の交通事故もある。

5.感染症

・感染とは，ヒトの体内に〔 ⓰ 　　　 〕が侵入し増殖することをいう。

・〔 ⓱ 　　　 〕とは，ヒトの体内に侵入した ⓰ の増殖によって，症状がある状態

　をいう。

・ ⓱ は，高齢者や体力がない者では重症化する場合がある。

〈感染症対策のポイント〉

①看護師自身が，感染症を媒介しないようにする

②感染症ごとに〔 ⓲ 　　　　　 〕を設置し，確実な対策を行えるよう〔 ⓳

　　　　　　 〕を積んでおく

③感染症は，感染症法により〔 ⓴ 　　　 〕などへの届出が必要なものがあるので，

　組織全体で体系的に取り組む

④同居家族や介護サービスなどの支援者に感染する場合もあるので，かかわる支

　援者への感染予防策の教育や周知は重要である

⑤差別・偏見が起こらないよう，正しい情報を提供し，また感染者の〔 ㉑

　　〕を行う

6．情報漏洩

・看護師は適切な看護を行う目的で，個人情報保護法に位置付けられている個人情報や，特に配慮を要する〔 ㉒　　　　　　　　　〕を入手しやすい職業である。

・看護師は，これらの情報を日常的に取り扱うことの重大性を認識し，勤務期間中，また退職後においても，療養者のプライバシーを保護しなければならない。

表 5-6　情報漏洩による事故の例

- カルテやモバイルなどの端末機器，記憶媒体（メモリスティックなど）の紛失，盗難
- メールやＦＡＸの誤送信
- ブログやＳＮＳ（ツイッター，フェイスブックなど）への誤った情報発信
- 複数名におけるSNS投稿の突合による個人情報の特定
- デジタル写真による位置情報の特定

・表 5-6 に示すような事故を防ぐためには，「職場教育による職員のセキュリティ意識の向上」「人為的ミスを最小限とするための職場内ルールの策定と運用」「インターネットセキュリティーの強化」など，従業者と組織が一体となった取り組みが必要となる。

IV　災害マネジメント

Ⓐ　災害が地域にもたらす影響

地域・在宅看護論 p.190-191

1．わが国における近年の自然災害と被害状況

・日本はその位置や気象などの条件から，地震，台風，豪雨，火山噴火などによる〔 ❶　　　　　　〕が発生しやすい国である。

・1995（平成 7）年 1 月の阪神・淡路大震災，2011（平成 23）年 3 月の東日本大震災では多くの尊い命が奪われた。

2．災害時のフェーズと支援ニーズ

・災害発生後，地域の支援ニーズは時間の経過とともに変化する。このため，災害時のフェーズ（各期）に応じた支援を行うことが重要となる。

〈災害時のフェーズ〉

〔 ❷　　　　　〕期・〔 ❸　　　　　〕期	災害発生直後から，災害現場での人命救助が中心となる
〔 ❹　　　　　〕期	避難所生活での応急支援が中心となる
〔 ❺　　　　　〕期	仮設住宅などでの生活支援が中心となる

〔 ❻　　 〕期	数年を経た地域コミュニティでの包括的なケアが中心となる

3. 人口減少・超高齢社会と大規模複合災害

・南海トラフ地震や首都直下型地震などの甚大な被害をもたらす巨大地震が，今後数十年以内に高い確率で発生すると予測されている[10]。

・大規模災害と感染症パンデミックの複合災害への対策が確立していないことが，大きな課題となっている。

・看護職にはその活動の領域を問わず，常日頃から様々な災害に備え，対応できるスキルを磨くことが求められている。

Ⓑ 災害が在宅療養者にもたらす影響　⊗ 地域・在宅看護論 p.191

1. 在宅療養者の特徴

・在宅療養者は，常時，医療・介護・生活支援が必要な人々であり，災害時に最も脆弱な立場にある。

〈災害時における在宅療養者の特徴〉

・医療機器の使用者にとって，停電など〔 ❶　　　　　　　　　 〕の寸断は生命維持に直結する。

・停電により空調機器などが使えなくなると，夏は熱中症，冬は低体温症に陥るリスクが高くなる。

・移動能力の脆弱さ，認知機能の低下，精神・知的障害，難聴などにより，避難が遅れて命を落とすリスクが高い。

2. 災害関連死

・在宅療養者は，災害直後は医療機関も被災し受診ができず，その後の過酷な避難生活や，なじめない仮設住宅暮らしなどによる身体的・精神的・社会的な悪影響から慢性疾患などが悪化し，間接的に命を落とす災害関連死のリスクの高い人々である。

・災害関連死の概念は〔 ❷　　　　　　　　　 〕時に生まれた。災害関連死の定義を以下に示す。

〈災害関連死の定義〉（内閣府，2019年）

「当該災害による負傷の悪化又は避難生活等における身体的負担による疾病により死亡し，災害弔慰金の支給等に関する法律（昭和48年法律第82号）に基づき災害が原因で死亡したものと認められたもの」

MEMO

・災害関連死の認定は市区町村により行われており，現時点で国統一の認定基準は明示されていない。

・在宅療養者は高齢者が多く，重症化すると致命的な心疾患や呼吸器疾患・腎機能低下などが生じることが多いので，災害時の過酷な環境を改善するための対策が急がれる。

C 在宅療養者・家族への防災対策の教育

1. 療養環境の安全確保

地域・在宅看護論 p.191-193

▶ 住環境の被害想定の確認

・市区町村が公表している〔❶　　　　　　　　　　〕などで確認する。

・河川氾濫による洪水浸水域，津波想定区域，土砂災害警戒区域に住む人は，避難を検討しておかなければならない。

・台風などによる一時的な停電や断水などの場合は，備えさえあれば，過酷な環境の避難所に行くよりも，住みなれた在宅で復旧を待つほうがよい場合もある。

▶ 屋内の安全対策

・高い所に物を置かず，家具を建物に固定する。

・窓にガラス飛散防止フィルムを貼る。

・居宅で生命に直結する医療機器を使用している場合は，発電機などの非常用電源を確保し，いざというとき，在宅療養者や家族が実際に使えるよう訓練しておく。

2. 在宅療養者の備え

・災害時の備えとして一般の人へは，〔❷　　　　　　　　　　〕が復旧するまでの最低7日分の食材や衛生用品の備蓄，通信手段の確保が推奨されている。

・加えて在宅療養者では，疾患に応じた医療資材，摂食嚥下能力や治療上の食事療法を考慮した食品の備蓄が，健康状態を悪化させないための鍵となる。

・備蓄内容は，使用期限などについて年に数回は見直す。

・食品の場合，日頃から消費しながら買い足していくという〔❸　　　　　　　　　　〕が提唱されている。

・治療に欠かせない薬剤に関しては，かかりつけの医療機関の被災を想定し，ほかの医療施設や薬局，避難所の救護所などで受けとれるよう，お薬手帳のコピーを分散して保管しておくことも重要である。

3. 身近な支援者の確保

・医療機関や介護事業所自体が被災して，機能不全に陥ることもある。

➡平時に多機関多職種との連携体制を構築し，療養者本人・家族との連絡方法を決めておく。

・医療的ケアが必要な療養者には，支援者が駆けつけるまでの間，本人や家族で最

低限のケアができるよう，教育を行っておく。

・市区町村が実施している〔❹　　　　　　　　　　　〕支援制度などを積極的に活用
し，日頃から地域の見守りの輪の中に溶け込むよう支援する。

Ⓓ 医療機関と連携した災害時の健康危機管理

※ 地域・在宅看護論 p.194-195

・〔❶　　　　　　　　　〕とは，災害時の限られた医療資源において最大多数の命を救
うため，治療の優先順位を決めることである。

・❶の現場では，患者の〔❷　　　　　〕に装着する❶タグが用いられる。

・❶タグの色分け＜赤色（最優先治療群）・黄色（待機的治療群）・緑色（保留群）・黒
色（無呼吸）＞」により，4つのカテゴリーに分類されて処置を行う。

・人工呼吸器装着や人工透析などの医療ニーズが高い人，❶で優先的と判断され
た人は，一刻も早く医療機関へ搬送する。

・厚生労働省によって，被災地へ〔❸　　　　　　　　　　　〕（DMAT）が派遣され，
被災地における緊急治療や重傷患者の広域医療搬送にあたる。

・❸は，医師，看護師，業務調整員などで構成される。大規模災害や多傷病者が
発生した事故などの現場で，急性期（おおむね48時間以内）から活動できる機動
性をもつ，専門的な訓練を受けた医療チームである。

Ⓔ 福祉機関と連携した災害時の生活危機管理

※ 地域・在宅看護論 p.195-197

1．避難生活中における災害時要配慮者への福祉ニーズへの対応

・〔❶　　　　　　　　　〕とは，何らかの配慮が必要な高齢者・障害者・子ども・
妊産婦・傷病者などをいう。

・❶のなかには，あらかじめ市区町村が指定した〔❷　　　　　　　〕への移送が
適切な人も混在している。

・❷とは，❶に配慮した環境整備や，おおむね10人の❶に1人の生活相談員
などを配置するなどの規定を満たし，あらかじめ市区町村が指定を行っている避
難所である。

・❶に必要な支援が行われないと，生活機能の低下や疾患の重症化などの
〔❸　　　　　　　　〕が生じる。

・厚生労働省は2018（平成30）年，各都道府県における災害福祉支援ネットワー
クの構築を目的とした「災害時の福祉支援体制の整備に向けたガイドライン」を
示した。

・このガイドラインには，大規模災害時などに，社会福祉士や介護福祉士などから
構成される〔❹　　　　　　　　　〕（DWAT）を被災地に派遣し，❶の福祉

ニーズを早期に発見し，二次被害の防止を強化することが明記された。

2. 避難生活中に起こりやすい健康二次被害

・避難生活中は偏った食事が何週間も続き，塩分も過剰摂取となりやすく，高血圧や糖尿病などの慢性疾患が悪化しやすい。

・狭い空間に多くの人が密集するため，感染症や食中毒が起こりやすくなる。

・からだを長時間動かさないことで，〔 ❺ 　　　　　　〕や〔 ❻ 　　　　　　〕を引き起こしやすい。

・看護職には，福祉職などの他職種と協働し，その時点で入手できる資源を活用して，最善の生活環境整備を行うことが求められる。

・避難所に入れない諸事情をもつ在宅避難者や，車中泊を続ける人々への「アウトリーチ活動」も重要である。

3. ボランティアとの連携

・近年の災害時には，被災地の社会福祉協議会や NPO が中心となり〔 ❼ 　　　　　　〕が設置されている。

・ ❼ の設置により，ボランティアの手で被災した人々に対して，公的サービスではカバーできない，きめ細やかな支援（水害の泥出し・炊き出し・子どもの遊び相手など）も実施されている。

Ｆ 行政機関と連携した災害時の危機管理

1. 地域防災計画

〔📖 地域・在宅看護論 p.197-198〕

・地方自治体は，〔 ❶ 　　　　　　〕に基づき，災害時における住民の生命・身体・財産を保護する責務がある。

・市区町村には，地域の状況を踏まえた〔 ❷ 　　　　　　〕の策定が義務付けられており，市区町村のホームページなどで公表されている。

・公表されている行政情報を，平時のうちに把握しておき，万が一在宅療養者が被災した際は，的確な情報提供や支援ができるように備えることが重要である。

〈 ❷ に記載されている重要な情報〉

避難所や福祉避難所の場所／災害時の医療体制や救護所の指定／備蓄品目とその保管場所／災害種別によるハザードマップ など

2. 避難行動要支援者支援制度

・市区町村には，地域防災計画の定めるところにより，〔 ❸　　　　　　　　　〕名簿の作成が義務付けられている。

・❸ 名簿は，原則として本人同意のもと，地域の支援者に情報提供され，平時からの見守り活動において役立てられることを目的としている。

・この場合の地域の支援者は，町会・自治会，民生委員・児童委員，校区社会福祉協議会，消防団，警察機関など。

3. 地域包括ケアと防災・減災

・今後，高齢化社会が進むなかで大規模複合災害が起こることを，すべての人が想定範囲に入れておくべきである。

　➡〔 ❹　　　　　　　　　〕づくりのなかに，防災・減災の視点を加えることが重要である。

文献
1）佐伯和子編著：地域保健福祉活動のための地域看護アセスメントガイド；地区活動ならびに施策化のアセスメント・活動計画・評価計画の立案，第 2 版，医歯薬出版，2018.
2）近藤克則編：ソーシャル・キャピタルと健康・福祉；実証研究の手法から政策・実践への応用まで，ミネルヴァ書房，2020，p.89-113.
3）家子直幸他執筆：政策研究レポート エビデンスで変わる政策形成；イギリスにおける「エビデンスに基づく政策」の動向，ランダム化比較試験による実証，及び日本への示唆，三菱 UFJ リサーチ & コンサルティング，2016. https://www.murc.jp/wp-content/uploads/2016/02/seiken_160212.pdf（最終アクセス日：2022/8/29）
4）鈴木達也他著：地域の保健室に関する文献的検討，自治医科大学紀要，第 42 巻，2019，p.47-56.
5）医療情報科学研究所編集：公衆衛生がみえる 2020-2021，メディックメディア，2020，p.5.
6）ドロセア・E. オレム著，小野寺杜紀訳：オレム看護論；看護実践における基本概念，第 4 版，医学書院，2005，p.40-65.
7）内閣府：平成 18 年版 防災白書.
https://www.bousai.go.jp/kaigirep/hakusho/h18/index.htm（最終アクセス日：2022/8/29）
8）国土交通省 近畿地方整備局 震災復興対策連絡会議：阪神・淡路大震災の経験に学ぶ；震災時における社会基盤のあり方について，2002. https://www.kkr.mlit.go.jp/plan/daishinsai/index.html（最終アクセス日：2022/8/29）
9）日本看護協会：医療安全推進のための標準テキスト，2013.
https://www.nurse.or.jp/nursing/practice/anzen/pdf/text.pdf（最終アクセス日：2022/8/29）
10）内閣府：南海トラフ地震防災対策推進基本計画. http://www.bousai.go.jp/jishin/nankai/（最終アクセス日：2022/8/29）

参考文献
・大竹文雄・平井啓編著：医療現場の行動経済学；すれ違う医者と患者，東洋経済新報社，2018.
・金川克子・田高悦子編：地域看護診断，第 2 版，東京大学出版会，2011.
・総務省消防庁：DMAT とは.
https://www.fdma.go.jp/singi_kento/kento/items/kento028_02_haifu_02.pdf（最終アクセス日：2022/8/29）
・都筑千景編著：地域特性がみえてくる地域診断；地域包括支援センターの活動充実を目指して，医歯薬出版，2020.
・三品桂子著：重い精神障害のある人への包括型地域生活支援；アウトリーチ活動の理念とスキル，学術出版会，2013.

MEMO

第 6 章 地域・在宅看護と健康障害

I 地域・在宅看護とエンド・オブ・ライフケア

Ⓐ エンド・オブ・ライフケアの意義, 目的

地域・在宅看護論 p.202-204

・エンド・オブ・ライフケア（EOL）という用語は，1990年代後半頃，欧米で提唱され始めたものである。
・高齢者人口の増加や医療技術の発展などにより，世界的に人々のエンド・オブ・ライフに対する考え方やケア・アプローチに，変化が見られてきたため，パラダイムシフト（考え方の枠組みの大きな変化）が進みつつある（図6-1）。

エンド・オブ・ライフケアの考え方は，特定の医学的診断名や時期によらず，ケアの場所は病院に限らず自宅や地域の場も含む。「死」は，自然な生の一部として考え，人生経験や価値観などから理解をしたうえで「生活」を継続的に支援する。

1950年代〜	1960年代〜	1990年後半〜
ターミナルケア 予後や疾患を限定したケア	❶ 苦痛の内容を明らかにし介入することでQOLを向上するケア	**エンド・オブ・ライフケア** 診断や健康状態，年齢にかかわらず最期まで最善を目指すケア

図 6-1　ターミナルケアからエンド・オブ・ライフケアへのパラダイムシフトの変遷

・これまで同義語として用いられてきた〔❶　　　　　〕は「痛みや苦痛に対して，それらを緩和するケア」という明確な定義が示されている。
・一方，エンド・オブ・ライフケアは「〔❷　　　　　　〕」＝「エンド・オブ・ライフ」という時期を中心においた用語となっている。
・しかし実際のところ，❷ について特定の期間を限定することは難しい。このため「対象やかかわる期間は ❶ より幅広い」とする考え方が主流である。
・2015（平成27）年には厚生労働省が，それまで「終末期医療」としていた表記を，「❷ における医療」へと変更した。
・エンド・オブ・ライフケアの対象者は，がんの末期状態にある療養者や，認知症の進行が進んで食事がとれなくなった療養者などに限らない。

〈**エンド・オブ・ライフケアの目的と対象者**〉

目的	「❷ におけるケア」を必要とする人へのケア
対象者	自分自身の「死」を意識した人とそれを支える家族

・エンド・オブ・ライフケアでは，人それぞれが最期のときに望むことを踏まえた，いわゆる「〔❸　　　　　　　〕（good death）」に向けた支援も重要となる。

・「❸」の考え方には，医療者と患者の間に乖離がある場合もあるので，その人が何を望むのかをていねいに確認する必要がある。

Ⓑ　エンド・オブ・ライフケアのアプローチ

1.アドバンス・ケア・プランニング

地域・在宅看護論 p.204-206

・アドバンス・ケア・プランニング（ACP）の直訳は「〔❶　　　　〕に医療・ケアに対する計画をすること」となる。

・現在，アドバンス・ケア・プランニングの定義は統一されていない。ただし，共通して重視されているのは，「意識低下の状態になる前に，療養者・家族と医療従事者が共に考える，その思考と話し合いのプロセスが重要であること」である。

〈（**本書における**）**アドバンス・ケア・プランニングの定義**〉

「将来の意思決定能力の低下に備え，前もって今後の治療・ケア・療養に関する意向，代理意思決定者などについて，患者・家族，そして医療者があらかじめ話し合うプロセス」[1]

2.緩和ケア

・緩和ケアとは，生命を脅かす病に関連する問題に直面している患者とその家族の〔❷　　　　　　　　〕を改善するアプローチである。

・緩和ケアでは，「痛みやそのほかの身体的・心理社会的・スピリチュアル（霊的）な諸問題の早期かつ確実な診断，早期治療と対応」によって，苦痛の予防と苦痛からの解放を目指す[2]。

3.看取り

・看取りとは，近い将来，死が避けられないとされた人に対し，身体的苦痛や精神的苦痛を緩和・軽減するとともに，人生の最期まで尊厳ある生活を支援することである。

・看取りとは，人生の最期すなわち〔❸　　　　〕期におけるケアであり，緩和ケア，終末期ケアや〔❹　　　　　　〕ケアと密接な関係にある。

・介護や看病などのケアの有無にかかわらず，最期を見守ることも指す。

4．グリーフケア

・自分にとって特別な人を死別で失ったとき，その衝撃から引き起こされる様々な反応が「〔 ❺　　　　　　　　　　〕」である。

・❺ に対するケアを一般的に〔 ❻　　　　　　　　　　〕という。

・地域・在宅看護実践における ❻ は，死亡直後だけに限らないことが多い。

・死別の 1 週間後・1 か月後・1 年後などを目安として家族に連絡をとり，その際の家族の様子によって，❻ のニーズを検討する。

・高齢者への ❻ では，身体面・精神面の機能低下に対する介護予防的視点も含まれる。

・家族への ❻ に関しては，被保険者の死亡と同時に保険適用ができなくなるため，現状では医療・介護報酬として請求できない。

C　エンド・オブ・ライフケアのためのケアシステム

1．社会資源

> ⊗ 地域・在宅看護論 p.206-207

・社会資源とは，社会生活を営むうえで起こり得る問題を解決するために利用可能な，制度，施設，資金，情報といったシステム，物的・人的な資源の総称である。

・在宅でエンド・オブ・ライフケアを支える場合は，療養者や家族が活用できる〔 ❶　　　　　　　　　　〕な社会資源と〔 ❷　　　　　　　　　　〕な社会資源の双方について理解し，これを最大限活用する。

2．地域包括ケアシステム

・在宅における質の高いエンド・オブ・ライフケアを，医師や看護師などの医療従事者だけで提供することは難しい。

　➡〔 ❸　　　　　　　　　　〕を早期に構築したうえで，多職種間での連携・調整によるケアの統合が求められる。

・人生の最終段階を迎えた本人およびその家族と，医療・介護従事者が，最善の医療とケアをつくりあげるプロセスを示すものとして「人生の最終段階における〔 ❹　　　　　　　　　　〕に関するガイドライン」（厚生労働省，2018［平成 30］年改訂）がある[3]。

D　末期がん療養者へのエンド・オブ・ライフケアと看護

1．療養者への看護

> ⊗ 地域・在宅看護論 p.208-211

▷ 再発期

・現状の病態を受け入れつつ，希望も見いだせる〔 ❶　　　　　　　　　　〕が必要となる。

・〔 ❷　　　　　　　　　　〕（全人的苦痛）に対する，ていねいな看護が必要になる

（図 6-2）。

・今後の治療をどのようにするか，また最期の療養場所についても，本人・家族が利用できる社会資源などを勘案してサポートする。

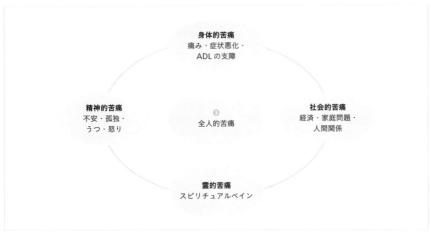

図 6-2　❷（全人的苦痛）のとらえ方

▶ 緩和ケア期

・がんの進行に伴い様々な身体症状が出現し，日々増悪する時期である。
・疼痛マネジメントとともに，食欲不振や便秘など，身体症状へのケアをていねいに行う（表 6-1）。

表 6-1　緩和ケア期の身体・精神状態と療養者・家族へのケア

状態　ケア内容　時期	緩和ケア前期 （余命数か月）	緩和ケア中期 （余命数週間）	緩和ケア後期 （余命数日）
身体の状態変化	食欲不振 便秘 倦怠感出現 疼痛出現	口腔内乾燥 食事摂取量低下 浮腫の出現 発熱 呼吸困難感 疼痛増強	高熱 水分摂取のみ 全面的に排泄介助 浮腫悪化 呼吸困難感増加 全身倦怠感増強
精神の状態変化	意識は清明	発語が減る 傾眠傾向 せん妄発症	発語しない 呼名への返答なし 終日閉眼・昏睡
療養者へのケア	症状マネジメント 疼痛緩和	症状緩和ケア（ステロイド薬使用） 輸液の減量 鎮静薬の検討	安楽体位の工夫 安心感を与える 清潔ケア タッチング
家族へのケア	死の受容への支援	介護負担への配慮 予期悲嘆への支援 看取りの準備	死亡直前の症状についての説明 看取りの具体的な方法の説明

・治療の限界を受け入れるため，本人と家族への ❶ が重要となる。
・療養者の価値観を尊重し，様々な苦痛を最大限緩和できるようにケアチームで対応する。

▶ 看取り期

・最期の瞬間まで，療養者本人と家族の思いを尊重してかかわる。

・死亡直前に現れる様々な症状について，あらかじめ家族に伝え，その動揺を最小限にとどめるようにする。

・〔 ❸　　　　　　〕は最期まで残るため，家族が療養者に語りかけることを提案したり，家族が後悔しないようにケアへの参加を勧めたりする。

・この時期は，いつ臨終を迎えるかわからないため，療養者をできるだけ一人にしない。

▶ 臨死期

・医師が，死の3徴候（〔 ❹　　　　　　〕停止，〔 ❺　　　　　　　〕停止，〔 ❻　　　　　　　　　〕消失）の確認を終えたら，家族が療養者と十分にお別れができるように配慮する。

・〔 ❼　　　　　　　　　　　〕（死後の処置）は，家族が落ち着く頃を見計らい，その一連の流れを説明した後，❼への立ち会いの意思を確認してから始める。

2.家族への看護

▶ 再発期

・再発の告知により，家族は今後の療養サポートや，介護と暮らしの変化への不安を強く感じることになる。

　➡ ❶ と共に，往診医との調整・様々な社会資源の情報提供など，看取りに向けた環境の準備と心構えができるよう支援を始める。

▶ 緩和ケア期

・疼痛コントロールが，療養者のQOLに大きく影響する。療養者が表出する苦痛は，家族の苦痛にもつながる。

　➡ リラクセーションなどによる苦痛緩和に，家族がかかわれる方法を共に考える。

▶ 看取り期

・家族の疲労もピークに達するため〔 ❽　　　　　　　　　　　　〕を検討する。

▶ 臨死期

・家族の精神的フォローをする一方で，かかりつけ医との連絡調整を進める。

▶ グリーフケア期

・今後の悲嘆プロセスへの影響に配慮し，できるだけ共に死後の処置と最後のお別れができるように支援する。

3.他職種・地域との連携

・末期がんの療養者では，急変時の対応や痛みの緩和などのため，経時的な〔 ❾　　　　　　　〕とかかりつけ医への〔 ❿　　　　　　〕が必要になることがある。

　➡ 訪問看護だけでなく，訪問介護や介護支援専門員（ケアマネジャー）との密接な情報共有・情報交換も必要になる。

・住み慣れた地域での在宅看取りの場合は，環境調整を行って本人を精神的に支援

MEMO

する。

➡ 長年かかわりのある近所の友人・知人らとの面会なども，本人や家族が望めば機会をつくる。

Ｅ 非がん療養者へのエンド・オブ・ライフケアと看護

1. 療養者への看護

✕ 地域・在宅看護論 p.211-213

・非がん療養者のエンド・オブ・ライフケアで，最も対応する機会が多いのは〔❶　　　　　　　　　　　〕の看取りまでの看護である。

・認知症のうち最も多いのは〔❷　　　　　　　　　　　　　　　　〕で，全体の約6割を占める。

▷ 中等度進行期

・〔❸　　　　　　　　〕（認知症の行動・心理症状）が出現する。療養者本人は生活上のままならなさや，不安感なども❸に影響する。

➡ 療養者本人が安心し，心地よくできる環境づくりが大切な時期である。

・本人の〔❹　　　　　　〕がまだ確認できる，大切な時期である。

➡ 本人が好むこと，安心できることやその価値観を再確認したうえで，今後のかかわり方や治療・ケアについて，家族やケア担当者と共有する。

▷ 重度進行期

・発症からおおよそ7～8年程度の経過時期であり，意思疎通が難しくなる。

・失禁や嚥下機能障害，歩行障害などが出現し，体力が低下して〔❺　　　　　　〕になることも多い。

▷ 看取り期

・患者自身の思いを〔❻　　　　　　　〕することが難しくなる時期である。

・〔❼　　　　　　　　〕も進み，口から水分も食事も摂ることが難しくなってくる。栄養状態も低下して脱水も進む。

➡ 褥瘡予防に努めて，本人のQOLを第一に考えた環境をつくり，苦痛を緩和するケアを提供する。

2. 家族への看護

▷ 中等度進行期

・❸（認知症の行動・心理症状）が出現し，家族の精神的負担が大きくなるため，在宅ケアを続けられるかどうか，悩むことが多くなる。

➡ 看護師は家族の〔❽　　　　　　　　〕を把握し，サポートする。

▷ 重度進行期

・〔❾　　　　　　　　　　　　　〕への全面的援助のため，家族に大きな〔❿　　　　　　〕がかかる時期である。

➡ 今後，看取り期にさしかかる状況を考えて，家族が療養者の死に向き合えるよ

う，心の準備のための支援が必要となる。

▸ 看取り期

・嚥下困難状態が進行し，口から水分も食事も摂ることが難しい状況が続くと，生命の危機に陥る。

　➡胃瘻（いろう）からの栄養注入や持続点滴による補水など，〔 ⓫　　　　　　　　〕の導入について判断が求められる。看取りの時期とかかわり，家族はつらい判断を迫られるので，こころの支援が必要となる。

・いつ臨死期になってもおかしくないことを家族に伝えて，看取り時の最終的対応について話し合っておく。

3．他職種・地域との連携

・非がん療養者の場合は，徐々に機能低下をきたすため，多職種の専門職が長年にわたり，本人や家族とかかわって地域での暮らしを支えていくことになる。

　➡訪問看護師は，これまで長年かかわりのあった専門職から，ていねいに経過を聞き取り，本人と家族の特徴を理解したうえで支援計画を考える。

・本人や家族とかかわりがある民生委員や地域のボランティアなどからも情報を収集しながら，これまで暮らしたなじみの地域において，本人と家族が望むエンド・オブ・ライフケアを提供する。

F 事例演習：末期肝細胞がん（ステージⅣ）在宅療養者へのエンド・オブ・ライフケア

1．事例紹介

1 ｜ 基本情報

▸ 療養者の情報　Aさん，男性，56歳

▸ 主疾患　肝細胞癌（ステージⅣ）骨転移

▸ 自立度　要介護3

▸ 家族構成　妻（56歳）と，長女（25歳）の3人暮らし，長男（30歳）は結婚して他県（車で60分程度）で家族【長男の妻（30歳）と孫（2歳）】と生活している。キーパーソンは本人の妻（56歳）であるが，徒歩圏内にAさんの母親（85歳）が居住しており，毎日様子をみに来ている。

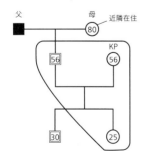

▶ 基本的日常生活動作

食事	排泄	清潔	整容	歩行	階段昇降
セッティング	一部介助	訪問入浴	一部介助	一部介助	しない

▶ 手段的日常生活動作

調理	買物	洗濯	掃除	金銭管理	屋外移動
家族が実施	家族が実施	家族が実施	家族が実施	家族が実施	しない

▶ 既往歴　C型肝炎，肝硬変，高血圧

▶ 医療処置　腹水，むくみの増大への対処（利尿剤投与，腹水穿刺）鎮痛薬による疼痛コントロール

▶ 主な症状　黄疸に関連する掻痒感，骨転移（腰椎）による疼痛，腹水による呼吸困難と倦怠感

▶ サービス利用状況　福祉用具貸与（電動ベッド）

	月	火	水	木	金	土	日
午前	訪問看護	訪問入浴	訪問看護	訪問介護	訪問看護	訪問診療	
午後	訪問介護	訪問介護			訪問介護		

▶ 住環境・地域特性　一戸建て（二階建て）に住んでいる。入退院を繰り返して体力が低下してきているので元々の寝室は2階であったが現在は1階にベッドを置いて生活している。

地方都市の新興住宅街で，30年前にこの地に家を建てた。近隣の付き合いも多く地域活動も活発な地域。最寄り駅からはバスで20分と少し距離があるが，山が近くにあり閑静な住宅街である。

2 ｜ 現在の状態・状況

20代の交通事故時に大量輸血をした結果，C型肝炎ウイルス感染が判明した。その後は肝硬変，肝がん発症と長い期間治療を続けてきた。3か月前に8個のがんの再発が認められたが，Child-Pugh（チャイルド・ピュー）分類Cで，肝機能障害は高度であり，浮腫・腹水も増えているため，これ以上の積極的治療は難しいと判断された。その後，腰椎への多発骨転移も認められ，疼痛が増大しておりオピオイド鎮痛薬を使っている。本人の強い希望で訪問診療と訪問看護により，症状マネジメントと疼痛コントロールを受けながら在宅療養生活を続けているが，先週からは自力で起き上がるのも難しい状況になってきている。黄疸に伴い掻痒感も強い，さらに腹水の増大によって呼吸も圧迫される感覚が強く，ADLが低下している。掻痒感と呼吸困難感，倦怠感が強く思うように睡眠もとれていない。

妻が主介護者であるが，夫が療養により長期休職中であり妻はフルタイムで仕事をしている。同居の長女もフルタイムで仕事があり，平日の日中は近所に住むAさんの実母が様子を見に来るが，実母も高齢で体調も思わしくなくAさん本人が自宅で一人になる時間もあり，在宅療養継続への不安も口にするようになっている。

妻は介護と仕事の両立で心身ともに疲労が蓄積してきている状況である。

演習課題

- 事例に対するアセスメントを以下の項目に沿って考えてみよう。①身体的アセスメント，②心理的アセスメント，③社会的アセスメント，それぞれのポイントをあげてアセスメントしてみよう。
- アセスメントをもとに，①療養者への看護，②家族の看護，③他職種・地域との連携，対象者ごとに看護の展開を方法と留意点に分けて考えてみよう。

Ⅱ　地域・在宅看護と難病ケア

Ⓐ　難病の理解

⊗ 地域・在宅看護論 p.215-216

- 患者数が多い難病は〔 ❶　　　　　　　　　〕と〔 ❷　　　　　　　　　　　〕であり，次いで〔 ❸　　　　　　　　　　　〕である[4]。
- 在宅ケアの対象となる難病の多くは，医療的ニーズと介護ニーズを併せもつ筋神経系の疾患であり，これを〔 ❹　　　　　　　〕とよぶ。

〈代表的な神経難病〉

> 〔 ❺　　　　　　　　　　　　　　〕（ALS），多系統萎縮症（MSA），パーキンソン病，脊髄小脳変性症，多発性硬化症 など

- 日本の難病対策は，昭和 30 年代，〔 ❻　　　　　　　〕（亜急性脊髄視神経末梢神経炎）に対する研究整備がきっかけで始まった。
- 1972（昭和 47）年に策定された「〔 ❼　　　　　　　　　　　〕」に基づき，「調査研究の推進」「医療施設の整備」「医療費の自己負担の解消」の 3 本柱で対策が進められた[5]。
- ❼ は 1997（平成 9）年の改正時，福祉関連の施策が追加されて 5 本柱となった[5]。
- 2013（平成 25）年施行の〔 ❽　　　　　　　　　　　〕（正式名：障害者の日常生活及び社会生活を総合的に支援するための法律）において，障害者の定義に難病等が加えられた。
  - ➡ ❽ によって，障害福祉サービス等（障害福祉サービス，相談支援，補装具および地域生活支援事業）の利用が，難病等にも拡大された。
- 難病対策の初めての根拠法として，2015（平成 27）年に〔 ❾　　　　　　〕（正式名：難病の患者に対する医療等に関する法律）が施行された。

Ⓑ　難病療養者を支えるケアシステム

1. 社会資源

⊗ 地域・在宅看護論 p.216-219

- 難病療養者は，4 つの制度を組み合わせて活用する（表 6-2）。

表6-2　在宅難病療養者が活用できる4つの制度

制度	窓口	対象
医療保険	医療機関	医療保険加入者
介護保険	市区町村	65歳以上の被保険者 40歳以上の第2号被保険者（特定疾病）
障害者総合支援法	市区町村	65歳未満で介護保険の特定疾病でない場合に，障害者総合支援法の難病は，障害福祉と難病法により諸サービスを利用する
難病法	保健所等	指定難病

注）介護保険と医療保険で重複するサービスは介護保険が優先であるが，厚生労働省の定める特定疾病については，訪問看護は医療保険の適用となる。

2. 地域包括ケアシステム

- 難病が原因である身体機能障害は，日常のあらゆる面で生活障害を引き起こす。
  - ➡日々の生活面での工夫，福祉用具の活用，家族やサービス利用によるタイムリーな補完などによって，生活の再構築を行う。
- 確立した治療法がない場合は，対症療法（医療処置）によって，生命の延長や苦痛緩和が可能である。

〈**対症療法（医療処置）の例**〉

嚥下困難の場合	〔❶　　　　　　〕造設による栄養管理
呼吸不全の場合	〔❷　　　　　　　　　　　　　　〕（NPPV，鼻マスク型呼吸療法） 〔❸　　　　　　　　　　　　〕（TPPV，気管切開下陽圧呼吸療法）

- 難病療養者の在宅療養の生活支援では，医療・介護・福祉にまたがる様々な職種が，情報共有と役割分担を行う有機的な連携が求められる。
- 医療とケアに精通する職種である看護師間の連携（〔❹　　　　　　　〕）を図6-3に示す。
- 難病支援における特徴的な職種として，保健所保健師や難病相談・支援センターの〔❺　　　　　　　　　　〕があげられる（図6-3）。

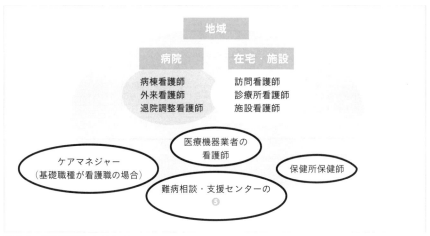

図6-3　難病支援における ❹

・難病は病状の悪化進行を特徴とする。

　➡病状進行のたびに〔 ❻　　　　　　　〕の見直しを行い，必要なサービスの導

　　入やその回数調整を図る。

ⓒ 難病療養者への看護

地域・在宅看護論 p.219-223

1. 療養者への看護

1　病状進行に伴う難病療養者の心理状況の理解

・入院期間の短縮や，多忙な外来での病名告知は，こころのケアを不十分にするこ

　とが多い。

　➡病院〔 ❶　　　　　　〕と保健所〔 ❷　　　　　　〕との連携が重要となる。

・療養者は，時間の経過とともに自分で行えることが失われていくという，

　〔 ❸　　**喪失・獲得**　〕体験の連続を経験する。

〈 ❸体験の例：**歩行に困難を抱えるようになった療養者の場合**〉

> 杖の使用をやっと受け入れられる頃→車椅子生活を余儀なくされる→すぐに，
>
> 普通の車椅子ではなくリクライニングの車椅子が必要になる

・訪問看護の導入は，実際には病状が進行し，胃瘻や人工呼吸器の管理などの医療

　処置が始まる時点で行われることが多い。

　➡訪問看護師は，発症や病名告知時など，各段階における療養者の気持ちの変化

　　を十分に理解し，療養者と家族にかかわる姿勢をもつことが重要である。

・療養者が「治りたい」「歩けるようになりたい」など，不可能に近い希望を抱い

　ても，それが療養者の生きる支えになっている場合が多い。

　➡看護者は，療養者の希望を受け止め，理解・共感を示すことが重要である。ま

　　た療養者が社会の一員として生きている実感を抱けるよう，生きている意味を

見いだせるようかかわることが大切である。

2 意思決定支援

・難病療養者は，身体機能を喪失していくたびに，治療上の意思決定が〔❹　**求められる・求められない**　〕。

・呼吸苦など身体的苦痛が大きいと，冷静な意思決定はできない。

➡療養者の心理状況をアセスメントしながら，早め早めの意思決定支援（ACP，アドバンス・ケア・プランニング）を行う

・看護師は，療養者と家族が話し合いの場を〔❺　**もてているか・もたないよう**　〕見守ったり，話し合い〔❻　**ができる・をしない**　〕よう後押ししたり，本人と家族の話を別々に聞くなど，臨機応変に対応する。

・意思決定後も，気持ちは揺れ動いて当然であることを念頭に置き，療養経過の折に触れて，意思の再確認をすることも重要となる。

・情報提供を行う際は，例えば人工呼吸器を装着する場合としない場合について，身体面だけでなく，経済面や介護面についても説明することが重要となる。

・本人・家族が行った最終的な決定は，決して否定しないように努める。

3 緩和ケアとセルフケアを高めるケア

・発掘した療養者の〔❼　　　　　　　〕を〔❽　**最大限活用する・活用しない**　〕という視点は重要である。

・❼によって，療養者が少しでも自立した生活が送れるように支援する。

➡苦痛の緩和が重要となる。「難病ケアは〔❾　　　　　　〕に始まり，❾で終わる」といっても過言ではない。

4 コミュニケーション支援

・近年，〔❿　　　　　　　　　　〕（AAC）機器の開発がめざましい。

〈**AAC機器の例**〉

筆談が可能な療養者	簡易筆談器（「かきポンくん」など）
手は動かないが目が動く療養者	透明文字盤

・携帯用会話補助装置，脳血流や脳波による意思伝達装置などもある。

2. 家族ケア

・家族の難病への〔⓫　　　　　　　〕や病気の〔⓬　　　　　　　　　〕をアセスメントしながら，家族教育を行うことが重要である。

・家族はつい，療養者自身ができることも代わりに行ってしまうときがある。

➡不自由で時間がかかっても，「療養者自身のことはなるべく〔⓭　**療養者・家族**　〕が行う」というかかわり方が重要であることを家族に伝える。

・家族介護者が愚痴や不平不満を〔⓮　**言わないような指導・いつでもこぼせるような関係づくり**　〕や，それを〔⓯　**拒否・傾聴**　〕する姿勢が重要である。

・必要に応じて社会資源の導入を検討する。

3．他職種・地域との連携

・難病は身体面のみならず，精神面・社会面・スピリチュアルな側面に影響を及ぼ
し，様々な生活障害を引き起こす。

　➡保健・医療・福祉分野にわたる社会資源を活用し，〔 ⑯　　**個別性・全体性** 〕
のある生活支援を創造しながら，生活の再構築を行う。

・病状は悪化進行するため，社会資源導入のタイミングが重要となる。

　➡適切なタイミングでの導入を行うためにも，多職種連携は必要不可欠である。
情報共有をタイムリーに行うためにも，情報通信技術（ICT）を活用したコミュ
ニケーションツールを用いる。

Ⓓ 事例演習：医療依存度と介護依存度が高い在宅難病療養者への在宅療養支援

1．事例紹介

1 ┃ 基本情報

療養者の情報　B さん，男性，41 歳

主疾患　脊髄小脳変性症

自立度　要介護 5

家族構成　父親は同病で他界し，母親は夫への献身的介護と看取りを経験してい
る。たったひとりの家族・親族である息子への愛情は深く，息子には誰よりも自
分が一番いいケアを行っているという自負がある。介護量は多いが，母親は頑張
り屋の性格もあいまって，一生懸命に介護を行っている。B さんは，父親の療養
経過を見てきていることもあり，自分の病気を理解している。B さんの趣味は俳
句，詩，音楽，パソコンである。母親にとって B さんは自慢の息子であり誇り
である。B さんの性格は穏やかで，母親思いの優しい息子である。母親は，B さ
んが作品を遺すし（今は病状進行のためできない），一生懸命に生きているので親孝行
な息子と思っている。母親は生活保護を受けたくないと定年まで会社員を勤め上
げた。

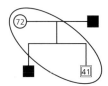

▶ 基本的日常生活動作

食事	排泄	清潔	整容	歩行	階段昇降
胃瘻	腎瘻，摘便	訪問入浴週1回，訪問看護時は清拭・陰部洗浄，手足浴	全介助	不可。外出時はリクライニング車椅子。	不可

▶ 手段的日常生活動作

調理	買物	洗濯	掃除	金銭管理	屋外移動
不可	不可	不可	不可	不可	不可

▶ 既往歴　特になし

▶ 医療処置　気管カニューレ管理，痰吸引，人工呼吸器管理，排痰補助装置，胃瘻・腎瘻管理

▶ 主な症状　開眼障害あり。痙性強い。発汗が強い。

▶ サービス利用状況

	月	火	水	木	金	土	日
午前	訪問看護	訪問看護	訪問看護	訪問看護	訪問看護		
午後			訪問入浴介護				

＊訪問看護は10時〜12時半ころまで滞在。スロープのレンタル。ほか，隔週で訪問診療

▶ 住環境・地域特性　閑静な住宅街にある平屋建て（持ち家）である。昔からの住民が多く，母親がどんな苦労をしてきたかをよく知っている。近所付き合いはよく，買い物などのサポートや話し相手をしてくれている。リビングには，Bさんの書いた詩や俳句が飾られており，いくつかの作品の表彰状も飾られている。家族や人への感謝の思いがつづられている作品である。

2 ｜ 現在の状態・状況

　脊髄小脳変性症があり，10歳代前半に歩行障害が出現した。その後，上肢の協調運動障害，構音障害が出現し，17歳のときに確定診断を受けた。転倒を繰り返しながらであったが高校は卒業した。19歳のときには起立困難となった。20歳頃から尿閉を繰り返し頻回の導尿が必要となり，膀胱瘻が造設された。21歳頃から誤嚥性肺炎を繰り返したため胃瘻を造設した。その後，気管切開術を受け24時間人工呼吸器装着の生活を送っている。

　バイタルサインは安定している。右上肢以外は自力で動かすことはできず全介助状態である。四肢の関節拘縮もある（下肢は伸展位）。人工呼吸器は24時間装着している。痰が多く吸引回数が多い。痰は白色痰であるが，頻回の吸引のため母親の睡眠時間は短く介護負担は大きい。痰の自動低圧吸引器の導入を関係支援者会議で検討したが，長年の吸引方法を変更することが，母親の介護負担を増加させてしまうとの意見が多く，機器の紹介すらできていない。発語は不能であり，コミュニケーションはクローズドクエスチョンで，右手を動かすなどして意思表示をするこ

ともあるが，毎回ではない。母親を呼ぶときは右手につけた鈴を鳴らす。コミュニケーション機器の使用について支援実施中であるが，手の不随意運動があるため，スイッチをうまく押せるときと押せないときがあり，導入が難しい状況である。医療と介護依存度が高い状態であるが，母親が自分よりもうまくケアができる人はいないと思っているため，訪問看護と訪問入浴介護と訪問診療のみを利用しており，訪問介護やレスパイト入院などのサービスをすすめるが受け入れには消極的である。母親は，Bさんになるべく普通の人と同じような生活を送ることを望んでおり，日中は車いすで出かけたり，なるべく座位をとって音楽やラジオを聞かせたいとの思いがある。

MEMO

演習課題

- 事例に対するアセスメントを以下の項目に沿って考えてみよう。①身体的アセスメント，②心理的アセスメント，③社会的アセスメント，それぞれのポイントをあげてアセスメントしてみよう。
- アセスメントをもとに，①療養者への看護，②家族の看護，③他職種・地域との連携，対象者ごとに看護の展開を方法と留意点に分けて考えてみよう。

Ⅲ　地域・在宅看護と慢性疾患管理

Ⓐ　地域・在宅看護に多い慢性疾患と管理

✕ 地域・在宅看護論 p.224-225

・高齢化の進行，欧米化した食生活，喫煙・運動不足などの不適切な健康習慣により，わが国の疾病構造は〔❶　**急性疾患・慢性疾患**　〕から〔❷　**急性疾患・慢性疾患**　〕へと大きく変化した。

〈❷とは〉

定義	徐々に発症し，治療も経過も長期に及ぶ疾患の総称
経過	適切にコントロールできないと，急性増悪の繰り返しと合併症の併発から死に至る
発症要因	生活習慣要因（食生活，喫煙，運動不足等），外部環境要因（事故やストレス等），遺伝要因などがある

・在宅医療の推進と在院日数の短縮化から，治療の場が〔❸　**入院・外来や地域**　〕から〔❹　**入院・外来や地域**　〕へと変化している。

➡療養状態の継続支援が必要な，医療ニーズの高い在宅療養者が増加している。

・慢性疾患の急性増悪による〔❺　　　　　　〕，繰り返す入退院や糖尿病性腎症による〔❻　　　　　　〕の導入などは，高い医療費の支出を招く。

B 慢性疾患療養者を支えるケアシステム

1. 慢性疾患の管理

📖 地域・在宅看護論 p.225-227

・慢性疾患の管理では，「適切な診断・治療」「療養者の〔❶　　　　　　　〕」「療養者の ❶ を支える心理社会的ケア」が必要となる。

・慢性疾患管理の看護実践では，〔❷　　　　　　　〕〔❸
　　　　　　〕〔❹　　　　　　　　　　　〕の概念の理解が重要となる。

❷	療養者が自らの健康を守るための活動のこと
❸	医療者の支援をもとに，慢性症状への対処やその治療を，療養者の日常生活に組み込んでいく疾病管理のこと
❹	療養者が自身の身体状況を測定・記録し，また，身体状況や疾病の関連症状に意識を向けること

2. 社会資源

・慢性疾患の発症予防から合併症対策，急性増悪の予防に至るまでの一連の過程において，全人的な視点に立ち，慢性疾患と向き合う療養者とその家族を，地域における多職種で連携して支えることが必要である。

3. 在宅医療システム

1 地域連携クリティカルパス

・〔❺　　　　　　　　　　〕とは，良質な医療を効率的，かつ安全，適正に提供するための手段として開発された診療計画表である。

・地域連携 ❺ は，急性期から回復期，さらに在宅療養に至るまでの切れ目のない円滑な医療提供体制の実現を目指して，治療を受けるすべての医療機関で共有する治療計画である（図 6-4）。

2 ディジーズ・マネジメント

・ディジーズ・マネジメントとは，主に〔❻　　　　　　　〕の治療を改善するためのプロセスである。

・❻ の療養者増加に伴う医療費増大を背景に，米国を中心に導入・展開された。

・「療養者の QOL の向上」「臨床アウトカム（生体データ，症状）の向上」「医療費の適正化」を目標として，最新のガイドラインに基づくケアを行うため，「エビデンス（科学的根拠）に基づく医療」（EBM）の実践手段ともいえる。

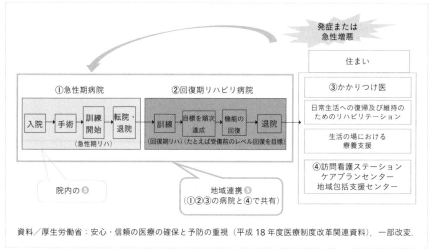

資料／厚生労働省：安心・信頼の医療の確保と予防の重視（平成18年度医療制度改革関連資料），一部改変．

図6-4　慢性疾患療養者を支えるケアシステム

C　慢性腎不全療養者への看護

地域・在宅看護論 p.227-231

1. 療養者への看護

1　慢性腎不全の背景と特徴

・慢性腎不全とは，様々な原因で〔 ❶　　　　　　　　〕（CKD）が進行することで，腎臓の糸球体や尿細管が冒されて，腎臓機能の低下が持続する疾患である。

・慢性腎不全が進行して〔 ❷　　　　　　　　　〕に至ると，体内にたまった老廃物（尿毒素や余分な水分）を除去するため，〔 ❸　　　　　　　〕（RRT）が必要となる。

〈❸ の種類〉

対症療法	〔 ❹　　　　　　　〕（HD）
	〔 ❺　　　　　　　〕（PD）
根治療法	〔 ❻　　　　　　　〕（献腎移植や生体腎移植）

2　慢性腎不全の治療

・治療の時期は，病状の程度によって〔 ❼　　　　　　　〕と〔 ❽　　　　　　　〕に分けられる。

| ❼ | 腎機能低下を予防するため，薬物療法，生活習慣の改善，食事療法，運動療法を組み合わせて行う |
| ❽ | 療養者の身体状況と生活環境を踏まえて，療養者の意向に沿った ❸ を選択する |

・❹では，透析液供給装置と透析機器（ダイアライザー）に血液を通し，血液中の老廃物や不要な水分を除去して，血液を浄化する。わが国では❸の主流となっている。

・❹では，血液を毎分 200mL ほど体外へ取り出し，透析器に通過させる必要があるので，血液を安全に体外へ取り出すための血液経路である〔❾　　　　　　　　　　　〕（VA）を作成する。

・❺では，透析液を腹腔内に貯留させて，腹膜のもつ半透膜の機能を利用して老廃物を除去する。腹腔カテーテルを留置する必要がある。

3 | 慢性腎不全療養者の看護

・療養者にとって透析療法は，〔❿　**一時的に・一生涯**　〕必要となる治療である。
　➡療養者とその家族が，「透析と共に生きる」といった前向きな考え方に移行できるよう，精神的に支援する。

・腹膜透析の合併症では，腹膜カテーテルを通じた腹膜炎と，〔⓫　　　　　　　　　　　〕（EPS）への予防と早期対処が重要となる。

・⓫は，腹膜透析療法の継続に伴って腹膜が劣化し，腹腔内の炎症に伴い腸管が癒着し，炎症性被膜によって覆われる。生命にかかわる重篤な合併症である。〔⓬　**胸部・腹部**　〕症状があった場合も早期受診を促す。

2. 家族への看護

・慢性腎不全では，長期にわたる透析治療から，家族は慢性的疲労のため，療養協力に対する継続困難感が高まり〔⓭　**やすい・にくい**　〕。
　➡療養者の治療のセルフマネジメントに対して，家族の関心が向くよう，医療者と家族が連絡を取り合って連携を図る。

3. 他職種・地域との連携

▶ 血液透析の療養者では

・**血液透析病院**〔⓮　**内・外**　〕**では**：透析時に，主治医・看護師・臨床工学技士・管理栄養士らが日常的に連携して治療している。

・**血液透析病院**〔⓯　**内・外**　〕**では**：血液透析の療養生活に必要となるセルフマネジメントを評価するためには，療養者の在宅生活の把握が必要となる。
　➡在宅医療・介護サービスの担い手とも連携し，情報共有して支援していく。

▶ 腹膜透析の療養者では

・腹膜透析病院の主治医・看護師・管理栄養士らと情報共有し，腹膜透析の療養生活に必要となる〔⓰　**自己・他者による**　〕管理行動（腹膜カテーテルの取り扱い・腹膜透析の回数と時間・食事・服薬の管理）を評価する。

Ⓓ 慢性心不全療養者への看護

※ 地域・在宅看護論 p.232-234

1. 療養者への看護

1 慢性心不全の背景と特徴

・〔❶　　　　　　　〕は，「なんらかの心臓機能障害，すなわち，心臓に器質的および，あるいは機能的異常が生じて心ポンプ機能の代償機転が破綻した結果，呼吸困難・倦怠感や浮腫が出現し，それに伴い運動耐容能が低下する臨床症候群」と定義される。

2 慢性心不全の治療

・慢性心不全の治療は，主に〔❷　　　　　　　　〕と〔❸　　　　　　　　　　　〕に分類される。

〈**慢性心不全の治療**〉

❷ の場合

降圧薬・血管拡張薬	・血管の抵抗を下げることで心臓の負担を軽減し，末梢の血液循環を改善する ・交感神経の働きを抑えることで，心臓の心拍数や収縮力を抑える
利尿薬	体内に蓄積した過剰な水分によって，肺のうっ血が生じる。これによって起こる労作時呼吸困難，浮腫などの症状を軽減する
強心薬	心臓の筋肉の収縮を増強して，ポンプ機能を改善させる

❸ の場合

食事療法	減塩による〔❹　　　　　　　　　　　〕が最も重要となる。 ※高齢者の場合，過度の ❹ が食欲を低下させ，〔❺　　　　　　〕状態につながることもあるので，味付けの工夫などをする
体重維持	・目標体重として，BMI 値 22 を指標に普通体重（BMI 値 18.5 〜 24.9kg/m^2）を維持する ・短期間の体重増加は，体液貯留による心不全悪化の可能性を疑う
運動療法	安定した状態ならば心臓リハビリテーションを行う

3 ┃ 慢性心不全療養者の看護

▷ **薬物療法**　慢性腎不全療養者は，複数の内服を行うことが多い。

➡療養者が内服中の薬剤の効果と有害作用について，療養者や家族に理解してもらう。

➡高齢に伴う認知機能や理解度の低下に応じて，〔❻　　　　　　　　　　　〕を用いたり家族の支援を得たりする。

▷ **食事療法**　食事療法で重要なことは，塩分の制限と低栄養の予防である。

▷ **運動療法**　慢性心不全の治療による入院では，その期間が長くなるほど療養者の筋力は低下し，日常生活動作（ADL）が困難になる。

➡主治医の指示のもとで，適切な程度と量の運動療法を行い，日常生活動作の改善をする。

▷ **セルフモニタリング**　心臓機能に負担をかけないよう，ストレス管理や毎日の体重測定を習慣化し，早期の受診行動を促す。

2. 家族への看護

・療養者の塩分制限や服薬管理は長期にわたり，また，心機能低下による身体活動の制限などもあるため，家族の身体的・精神的負担は〔❼　**大きい・小さい**　〕。

➡看護師は，療養者が悩みや不安を表出しやすい関係づくりを図る。また，家族の慢性心不全へのいっそうの理解を支援する。

3. 他職種・地域との連携

〈他職種・地域との連携方法〉

> ・外来診療における情報共有の手段として〔❽　　　　　　　　　〕（発行・日本心不全学会）を用いる
> ・退院時は，退院前カンファレンスなどを実施し，切れ目のない情報共有を行う
> ・療養者の生活習慣改善に対する受け止め状態を，多職種の視点でアセスメントする

E 糖尿病療養者への看護

⊗ 地域・在宅看護論 p.235-237

1. 療養者への看護

1 糖尿病の背景と特徴

・糖尿病は，〔 ❶   〕の作用不足による慢性の高血糖状態を主徴とする代謝疾患群である。

2 糖尿病の治療

・血糖コントロールの目標値として，〔 ❷   〕の 7.0％未満を目指すが，個々の状態や合併症に応じて治療目標は個別に設定される。

・高齢者では加齢のため，低血糖が自覚されにくいという特徴や，認知機能や身体的機能・心理社会的背景による個人差が大きい。

　➡「〔 ❸   〕の血糖コントロール目標」（日本糖尿病学会・日本老年医学会による）が設定されている[6]。

3 糖尿病療養者の看護

食事療法

・血糖値のコントロールは食事療法が基本となる。

・日常の食習慣（1日の食事の回数や量），食事をだれが作っているか，などについて情報収集したうえで，食事療法が継続できるように支援する。

運動療法

・定期的な身体活動が実施でき，これを継続できるような支援を行う。

薬物療法

・食事・運動療法では，血糖コントロールが不十分な場合に経口薬が処方される。

・看護師は，注射療法において療養者が使用する製剤の種類について熟知する。低血糖や〔 ❹   〕にも対応する。

合併症の予防

・細小血管障害や大血管障害などの合併症を起こしやすい。その結果糖尿病性足病変や歯周病にも感染しやすく重症化しやすい。

　➡毎日の口腔ケア，フットケア，皮膚保護に努め，外傷予防をする。

2. 家族への看護

・糖尿病療養者の家族は，療養者と一緒に診断当初に，糖尿病の知識や治療に関する指導を受ける。療養者が小児や高齢者の場合には，内服薬の管理や，場合によっては注射を家族が行う必要がある。

3. 他職種・地域との連携

・糖尿病の管理をしながら在宅療養を継続する場合は，病院の糖尿病外来，かかりつけ医，訪問看護師，ケアマネジャーとの連携が重要である。

MEMO

ⓕ 慢性閉塞性肺疾患（COPD）療養者への看護

1. 療養者への看護

✕ 地域・在宅看護論 p.237-240

1　COPDの背景と特徴

・COPD は，たばこの煙を主とする有害物質を，長期にわたり〔❶　　　　　　〕曝露することなどにより生じる肺の炎症性疾患であり，慢性気管支炎や肺気腫と呼ばれてきた病気の総称である。

2　COPDの合併症・併存症

▶ 全身併存症

・COPD は全身への影響をもたらし，併存症を誘発すると考えられることから全身疾患ととらえられている。

・全身性炎症，栄養障害，骨格筋機能障害，心血管疾患，骨粗鬆症，不安・抑うつ，糖尿病などがある。

▶ 肺合併症

・喘息，肺がん，気腫合併肺線維症などがある。

3　COPDの治療

〈治療の内容〉

⑦　禁煙の徹底，薬物療法，感染予防，呼吸リハビリテーションなどの対症療法が中心となる

⑦　⑦を実施したうえで，医師が必要と判断した場合，〔❷　　　　　　　　〕（HOT）や〔❸　　　　　　　　　　　　　　〕（NPPV）が行われる

4　COPDの在宅療養者の看護

▶ 禁煙

・禁煙は，COPD 療養者の呼吸機能低下や死亡を予防する。

・療養者だけではなく，同居する家族へも禁煙を指導する。

▶ ワクチン接種

・インフルエンザワクチン接種により，COPD の重篤な増悪や死亡を防ぐ。

・同居する家族へも感染予防の行動を指導する。

・肺炎球菌ワクチンは，65 歳以上では COPD の重症度を問わず，65 歳未満では重症の COPD 療養者に接種が推奨されている。注）高齢者（65 歳以上）を対象とする肺炎球菌ワクチンの定期接種が，2014（平成 26）年 10 月から開始済。

▶ 薬物療法

・吸入薬の使用方法を指導する。吸入薬使用や服薬管理の方法について，家族など介護者への指導を要する場合もある。

▶ 包括的呼吸リハビリテーション

・〔❹　　　　　　　〕と〔❺　　　　　　　　　　　　〕の教育が中心となる。

▶ 在宅酸素療法（HOT）

導入するとき：十分な内科治療と呼吸リハビリテーションを行い，1か月以上安定した状態において，「安静時 $PaO_2 \leqq 55Torr$ の者」および「$PaO_2 \leqq 60Torr$ で睡眠時または運動負荷時に著しい低酸素血症（一般的には $PaO_2 \leqq 55Torr$〈$SpO_2 \leqq 88\%$〉）を来す者」で，医師が HOT を必要と認める場合[7]。※ PaO_2（動脈血酸素分圧），SpO_2（経皮的動脈血酸素飽和度）

▶ 非侵襲的陽圧換気療法（NPPV）

導入するとき：〔❻　　　　　　　　　　〕（$PaCO_2 \geqq 55Torr$），夜間の低換気などの睡眠時呼吸障害がある症例，増悪を繰り返す症例において，医師が NPPV を必要と認める場合。※ $PaCO_2$（動脈血二酸化炭素分圧）

▶ 急性増悪

・息切れ，咳や痰の増加，胸部不快感・違和感の出現や増強などを認める状態。

・予防がきわめて重要なので，医師や看護師への早急な報告を指導し，早期治療へとつなげる。

---

❻ がん療養者への看護

⊗ 地域・在宅看護論 p.240-243

1. 療養者への看護

1　がんの背景と特徴

・わが国でがんは 1981（昭和 56）年以降，死亡原因の第 1 位である[8]。

・近年はがん医療技術の進展により，長期生存が可能となり，がんは慢性疾患としてとらえられている。

・がん療養者においては，「がんと共生し克服し，それとともに生き抜いていくという経験であり生きるためのプロセスである」という〔❶　　　　　　　　　　〕という考え方[9] が重要となっている。

2　がんの治療

・手術療法，薬物療法，放射線療法，および，それらを組み合わせる〔❷　　　　　〕治療が行われる。

3　がんの合併症

・がんの罹患中に，緊急処置を要する程度に病状が悪化した状態となる〔❸　　　　　〕は，治療期から終末期のどの病期でも起こる。

・❸ には，がんの増悪によるものでは腸閉塞や腫瘍からの出血などがあり，がん治療に伴うものでは放射線肺炎の重症化などがある。

4　がん療養者の看護

・在宅療養は，医療者が常時そばにいるわけではない場所での治療や療養となる。

　➡療養者が，安全上の不安を感じずに在宅療養が継続できるよう支援する。

▶ 外来がん薬物療法における在宅での看護

・帰宅後の合併症や有害作用の管理は，療養者や家族などの介護者にゆだねられる。

➡ 外来看護師は，帰宅後に起こり得る合併症や有害作用について，療養者や家族などの介護者に教育する。

▶ 居宅における注射薬によるがん薬物療法

・帰宅後は療養者や家族などの介護者が，持続点滴や使用物品の管理，抗がん剤の曝露防止策などを行う。

➡ 看護師は，療養者や家族などの介護者が，どこまで実施可能かを見きわめる。場合によっては，訪問看護師による抜針や物品管理が必要となる。

▶ 内服によるがん薬物療法

・世界保健機関（WHO）による〔 ❹　　　　　　　　　　〕が推奨されている。

〈WHOによる「 ❹ 」〉

「経口的に」「時刻を決めて規則正しく」「除痛ラダー（ladder）に沿って効力の順に」「患者ごとの個別的な量で」「そのうえで細かい配慮を」

▶ 放射線療法

・放射線療法には〔 ❺　　　　　〕有害事象と〔 ❻　　　　　〕有害事象がある（表 6-3）。

・特に ❻ については，治療から時間が経過しているため，療養者の有害事象への注意が低下していて発見が遅れる場合がある。

➡ 治療後も外来看護師や訪問看護師は，有害事象について継続的に観察や評価する。

表 6-3　放射線療法による主な有害事象

時期	主な有害事象
❺	脱毛，紅斑，水疱形成，びらん，浮腫，放射線肺炎，脳圧亢進，骨髄障害，結膜炎，角膜炎，膀胱炎，腎炎
❻	皮膚色素沈着，皮膚潰瘍形成，腸管狭窄，消化管潰瘍，穿孔，放射線肺線維症，脳壊死，末梢神経障害，骨折，骨壊死，白血病，白内障角膜潰瘍，直腸出血，腎硬化症

▶ 緩和ケア

・がんによる痛みは，身体的苦痛のみでなく〔 ❼　　　　　　　　　〕として理解する[10]。

2. 家族への看護

・看護師は家族背景を十分に把握したうえで，がん治療や在宅での療養にかかわる〔 ❽　　　　　　　〕能力をアセスメントする。

➡ 場合によっては，サービスの導入や療養費の支援の相談窓口の紹介など，療養者だけではなく，家族も含め，安心して在宅療養できる環境を整える。

3. 他職種・地域との連携

がん拠点病院にある，がん相談支援センターやがんのピアサポート	がんに関する問題や悩みを相談できる
訪問看護師による医療処置	療養者や家族が，医療的ケアを行うことが困難な場合，代わりに行う
看護師が配置されているデイサービス	入浴後のストーマの交換を，療養者に代わり看護師が実施することができる
〔 **⑨**　　　　　　　　　　　　　 〕	看取り期や，病状が不安定ながん療養者の在宅生活の継続のため，「通い」「訪問」「泊まり」のサービスを利用できる

Ⓗ 事例演習：慢性心不全療養者への地域・在宅看護

1. 事例紹介

1 ｜ 基本情報

▸ **療養者の情報**　Cさん，女性，84歳

▸ **主疾患**　慢性心不全

▸ **自立度**　要介護2，寝たきり度：A2，認知症自立度：Ⅱ

▸ **家族構成**　夫は10年前に他界しており，独居である。近隣に住む息子が主介護者である。

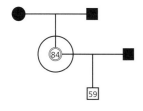

▸ **基本的日常生活動作**

食事	排泄	清潔	整容	歩行	階段昇降
自立	トイレで排泄	通所介護で入浴	自立	室内を伝い歩き	不可

▸ **手段的日常生活動作**

調理	買物	洗濯	掃除	金銭管理	屋外移動
家族が実施または宅配弁当	ヘルパーと家族が実施	ヘルパーと家族が実施	ヘルパーと家族が実施	自己で実施	車いす

▶ 既往歴　高血圧

▶ 医療処置　降圧薬，利尿薬

▶ 主な症状　心不全増悪時に呼吸困難感，疲労感，胸痛，浮腫

▶ サービス利用状況

	月	火	水	木	金	土	日
午前	訪問看護	訪問介護	通所介護	訪問介護	訪問介護		
午後							

▶ 住環境・地域特性　20年前に夫と二人で市営住宅の5階に入居している。間取りは2DK（ダイニングキッチン）で室内に小さな段差はあるが，日常生活に大きな支障はない。DKに設置しているエアコンしか稼働していないため，日常は主にDKで過ごす。浴室内の浴槽は底が深く，自宅での入浴は困難である。エレベーターは偶数階しか停止しないため，外出困難な状況であり，外出時に使用する車いすは市営住宅の管理人室に置かせてもらっている。

自宅は地方都市の郊外の市営住宅であり，平坦な土地で徒歩圏内には，小規模の小売店がある。車で10分程度の圏域には，中規模の病院とショッピングモールがある。市営住宅内の住民同士はつながりが強いが，周辺の住民とのつながりはうすい。

2 現在の状態・状況

30代前半から夫ともに喫煙習慣があったが，夫が肺がんで他界したのと同時期にCさん自身も心不全を指摘され，現在も禁煙を継続できている。5年前に呼吸困難感，疲労感，胸痛を主訴に心不全の急性増悪によって入院加療した。その後も，心不全の急性増悪によって入退院を繰り返しており，自宅でのセルフケアと症状マネジメントを目的に訪問看護が導入された。

心不全急性増悪時の苦痛が強く，自己管理に対する意欲はあると同時に，一人暮らしであることに不安がある。室内での日常生活は自立しているが，生活援助目的で訪問介護を導入している。また，食事は1日1食の宅配弁当（減塩）を利用している。浴室内の浴槽は底が深く自宅での入浴は困難であるため，毎週水曜日の通所介護で入浴している。在宅サービスの導入に対する受け入れは良好である。

心不全における重症度分類（NYHA心機能分類）では，Ⅱ度（軽度ないし中等度の身体活動の制限がある。安静時には無症状。日常的な身体活動で疲労，動悸，呼吸困難あるいは狭心痛を生じる）であり，飲水制限はなく，1日6g未満の塩分制限と薬物治療を行っている。

近隣に住む息子は独居で小学校の教員をしており，毎週土曜日にCさん宅に訪問し，一泊している。息子の運転する車に同乗して，ショッピングモールで回転寿司を食べることが日々の楽しみであるが，外食後に体重増加と浮腫を認めている。

- 事例に対するアセスメントを以下の項目に沿って考えてみよう。①身体的アセスメント，②心理的アセスメント，③社会的アセスメント，それぞれのポイントをあげてアセスメントしてみよう。
- アセスメントをもとに，①療養者への看護，②家族の看護，③他職種・地域との連携，対象者ごとに看護の展開を方法と留意点に分けて考えてみよう。

IV　地域・在宅看護と生活不活発病予防

A　生活不活発病の理解

地域・在宅看護論 p.245-246

1. 生活不活発病とは

・本来もっている機能を，〔❶　　**長時間・短時間**　　〕使用しないことで生じる二次的な機能障害の総称。以前は「〔❷　　　　　　　　　　〕」とよばれていた。

・生活不活発病の悪循環が，いわゆる〔❸　　　　　　　　〕といわれる状態を引き起こす。

〈生活不活発病の要因や症状〉

要因	・生活動作のしにくさや量的制限，社会参加の低下がきっかけとなる ・特定の要因だけで生じるのではなく，複数の要因で発生すると考えられる
症状	筋萎縮や関節拘縮，起立性低血圧，静脈血栓症，浮腫，沈下性肺炎，便秘，尿路感染，認知機能の低下，うつ状態，睡眠障害，褥瘡など

2. 生活不活発病の評価

▶障害高齢者の〔❹　　　　　　　　　　　〕（表6-4）

・何らかの障害を有する高齢者の❹（寝たきり度）を，客観的かつ短時間に判定することを目的としている。

・「できるかどうか」といった能力の評価ではなく，「しているか」という状態に着目して評価する。

・「一時的にできる」のではなく「継続的にしている」ことを評価する。

▶〔❺　　　　　　　　　　　〕

・一人の人間が独立して生活するために行う，基本的で，各人ともに共通に繰り返す一連の身体的動作群のことをいう。

・食事，整容（身だしなみを整える），更衣，排泄，入浴といった家庭における身の回りの動作（セルフケア）に関する行為である。

・〔❻　　　　　　　　　　　　　　　　〕ともよばれる。

▶〔❼　　　　　　　　　　　〕

表 6-4　障害高齢者の ❹

生活自立	ランクJ	何らかの障害などを有するが，日常生活はほぼ自立しており，独力で外出する J-1　交通機関などを利用して外出する J-2　隣近所へなら外出する
準寝たきり	ランクA	屋内での生活はおおむね自立しているが，介助なしには外出しない A-1　介助により外出し，日中はほとんどベッドから離れて生活する A-2　外出の頻度が少なく，日中も寝たり起きたりの生活をしている
寝たきり	ランクB	屋内での生活はなんらかの介助を要し，日中もベッド上での生活が主体であるが，座位を保つ B-1　車椅子に移乗し，食事，排泄はベッドから離れて行う B-2　介助により車椅子に移乗する
	ランクC	1日中ベッド上で過ごし，排泄，食事，着替えにおいて介助を要する C-1　自力で寝返りをうつ C-2　自力では寝返りもうてない

＊判定にあたっては，補助具や自助具などの器具を使用した状態であっても差し支えない。

・ ❺ （ ❻ ）に対して，家庭や地域社会で行う活動を指す。

・具体的には，食事の準備，家事，洗濯，買い物，電話，服薬管理，交通機関の利用，お金の管理などである。

Ⓑ　生活不活発病予防のためのケアシステム

1. 社会資源

🔯 地域・在宅看護論 p.246-248

・生活不活発病を予防するための社会資源として，〔 ❶　　　　　〕保険や〔 ❷　　　　〕保険によるリハビリテーションがある（表 6-5）。

表 6-5　保険制度によるリハビリテーション

保険制度	リハビリテーションの種類
❶ 保険	• 診療所・病院・介護老人保健施設での機能訓練（外来・訪問リハビリテーション） • 訪問看護ステーションからの訪問看護
❷ 保険	• 診療所・病院・訪問看護ステーション・介護老人保健施設の訪問リハビリテーション，訪問看護，通所リハビリテーション • 介護療養型医療施設，介護老人保健施設への通所リハビリテーション

・ ❷ 保険では，日常生活の移動・移乗を支援する福祉用具貸与サービスが活用できる。

・サービス付き高齢者向け住宅，軽費老人ホーム（ケアハウス），有料老人ホームなどの住まいも，生活不活発病を予防する社会資源に含まれる。

・地域で行われている活動（自治会活動，百歳体操など）も重要な社会資源である。

2. 地域リハビリテーション

〈地域リハビリテーションの定義〉

「障害のある子供や成人・高齢者とその家族が, 住み慣れたところで, 一生安全に, その人らしくいきいきとした生活ができるよう, 保健・医療・福祉・介護及び地域住民を含め〔❸　　　　　〕にかかわるあらゆる人々や機関・組織がリハビリテーションの立場から協力し合って行なう活動のすべて」（原文ママ）[11]

・地域リハビリテーションの活動として, 運動機能や口腔機能の向上, 認知症予防, 栄養改善, うつ・閉じこもり予防, ボランティア育成などがある。

C　生活不活発病予防・回復の必要な療養者への看護

1. 療養者への看護

⊗ 地域・在宅看護論 p.248-249

・在宅療養者が何らかの疾患に罹患した場合, 過度の安静から生活不活発病になるのを防ぐため, 療養者の症状を確認しながら, 安静と活動のバランスを図ることが求められる。

・生活不活発病を引き起こす疾患そのものを予防することが重要である。

➡異常の早期発見, 早期介入, 治療継続ができるように支援する。

・療養者が心理的要因によって自信を失い, 不活動になることもある。

➡日常生活動作（ADL）そのものがリハビリテーションになること（〔❶　　　　　〕）を, 療養者に伝える。また同時に, 療養者ができていることをそのつどフィードバックし, 自信を回復させ, 成功体験を積み重ねられるように支援する。

2. 家族への看護

・療養者が, 病気や加齢に伴って体力や筋力が落ち, 心身機能が低下すると, 家族は療養者の行動を制限してしまうことがある。また, 介護体制の不足や, 反対に過剰な介護によって, 療養者の活動範囲が縮小することがある。

➡家族には, 生活不活発病そのものの理解を促すとともに, 生活不活発病が生じると家族の負担が〔❷　**増加する・減少する**　〕ことを説明する。

3. 他職種・地域との連携

〈生活不活発病の予防における〔❸　**リハビリ職・看護職**　〕の役割〉

心身機能評価, リハビリテーションメニューの作成, 具体的な数値的目標の設定, 可動域拡大訓練, 筋力の増強, 姿勢の改善といった専門的な介入を行う

・在宅ケアにかかわる他の専門職は,「リハビリテーション職がどのような介入をして, どのように評価しているか」を十分に把握し, それらを療養者の〔❹ 〕のなかに, どのように取り入れていくかを検討する。

D 生活不活発病療養者(慢性期)への看護

1. 療養者への看護

> ✕ 地域・在宅看護論 p.250-252

・まず重要なことは, 療養者の日常生活動作(ADL)と, これに影響を及ぼす要因を正確にアセスメントすることである。

〈療養者のADLのアセスメントに用いる評価スケール〉

・障害高齢者の〔❶ 〕(寝たきり度)(表6-4参照)
・〔❷ 〕インデックス(BI:Borthel Index)
・〔❸ 〕のADL自立指標
・〔❹ 〕(Functional Independence Measure)

・評価の際には〔❺ 〕を用いて,「できるADL(できる活動)」と, 実践レベル「しているADL(している活動)」の差を把握する。
・ADLに影響を及ぼしている要因は何か, ❺ の「健康状態」「環境因子」「個人因子」といった背景要因から多面的にアセスメントする必要がある(図2-1参照)。
・生活リハビリテーションを意識し,「しているADL(している活動)」を増やすようなかかわりが必要となる。
・生活不活発病が進行している場合は, 生活不活発病に伴う新たな症状の出現や悪化を予防し, 症状の軽減を図る。
・健康状態によって, 療養者が自身で活動をすることが難しい場合は,〔❻ 〕の視点に立ち, 苦痛の軽減を図る。

2. 家族への看護

・療養者と家族の負担が, できるだけ〔❼ **少なく・多く** 〕なる方法を考える。
➡療養者のもつ力を活かすよう助言する。また, 家族の負担をできるだけ減らす方法を一緒に検討する。
・家族が過剰に回復を期待して, 間違った方法(誤用)や, 以前と同じかそれ以上の動作を求める(過用)ため, 療養者の心身に過剰な負荷がかかり, さらなる心身機能や身体構造の〔❽ **改善・悪化** 〕につながることがある。
➡療養者の健康状態・心身機能・身体構造について, 家族が理解できるように繰り返し説明し, 療養者の状態やリハビリテーションの目的を常に共有する。
・生活不活発病が悪化すると, 家族の介護量が増え, 家族の体調が悪化することもある。

➡家族が体調管理や，レスパイトを目的とした介護保険サービス等の利用ができるように助言する。

3. 他職種・地域との連携

・生活不活発病発病の要因，症状の程度，療養者のもつ力について，それぞれの専門職が評価した視点を共有することが大切である。

・療養者と家族の状況やニーズを常に把握しながら，療養者と家族が望む生活を継続できるように支援する。

➡通所サービスや短期入所サービスを活用して，療養者の〔❾　**不活発性・活動性**　〕や〔❿　**閉じこもり・社会性**　〕の維持を図る。また，家族の負担が大きい排泄や入浴，体位変換では，訪問看護や訪問入浴，福祉用具などを〔⓫　**活用しない・積極的に活用できる**　〕ように調整する。

Ⓔ 事例演習：生活不活発病の療養者への地域・在宅看護

1. 事例紹介

1 | 基本情報

療養者の情報　Dさん，男性，62歳

主疾患　脳梗塞

自立度　要介護1，障害高齢者自立度A2，認知症高齢者自立度Ⅰ

家族構成　独居。両親はすでに他界している。他県に住む妹（59歳）がいるが，妹自身の家庭もあり，日常的な支援は難しい。妹へは緊急時の連絡は可能であるが，日常生活でのやり取りは全くない。

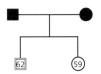

基本的日常生活動作

食事	排泄	清潔	整容	歩行	階段昇降
自立	自立	自立	自立	自立	自立

手段的日常生活動作

調理	買物	洗濯	掃除	金銭管理	屋外移動
訪問介護2回／週（生活支援）利用，簡単なものは自身で可	訪問介護1回／週利用，簡単な買い物は可	自身で可	訪問介護1回／週，簡単な掃除は自身で行う	自身で行う	杖を使用，近隣への移動は可能であるが，遠方は1人では難しい

- 既往歴　脳梗塞，高血圧，脂質異常症（高脂血症）
- 医療処置　高血圧薬，脂質異常症治療薬（高脂血症病薬），抗血栓薬使用
- 主な症状　右片完全麻痺，構音障害，軽度認知機能の低下あり
- サービス利用状況

	月	火	水	木	金	土	日
午前	訪問介護 1 時間，買い物，調理	訪問看護 30 分，	訪問介護 1 時間，掃除，調理		訪問介護 1 時間，買い物，調理		
午後							

- 住環境・地域特性　アパートの 2 階（2 階建ての 2 階）に 20 年前から住んでいる。自宅は IDK で，トイレや浴室，居室の入口に小さな段差がある。地方都市だが，最寄り駅からは徒歩 30 分，バス停までは 10 分かかる。周辺は平地だが，外出するにはアパートの階段を昇降する必要がある。周囲はアパートや住宅地が立ち並ぶが，D さんが地域への活動に参加している様子はない。

2　現在の状態・状況

10 年程前に高血圧や脂質異常症（高脂血症）を指摘され内服治療を続けてきたが，60 歳で退職した 1 年後に脳梗塞を発症した。脳梗塞発症後は，リハビリテーション病院でリハビリテーションにも取り組んだ。現在はかかりつけ医が月に 1 回訪問診療している。移動は居室内は伝い歩きをしながら自力で可能である。以前は，近所の喫茶店にモーニングやコーヒーを飲みにいっていたこともあるが，現在は右片完全麻痺や構音障害がある（他者との言語的会話は難しい）ため 1 人での外出には抵抗があり，ほとんど外出できていない。そのため，買い物は週 2 回ヘルパーが行っている。食事は，簡単な調理は自身で可能であるが，ヘルパーが週 3 回調理をして栄養バランスのよい食事を作っている。掃除や洗濯は基本的には自身で行っているが，ヘルパーが週に 1 回，自分ではできないところを依頼している。内服は自身で管理して内服しているが，時々錠剤を床に落とすことがある。お風呂には自身で入っている。自室内には演歌の CD が複数枚置いてある。

演習課題

- 事例に対するアセスメントを以下の項目に沿って考えてみよう。①身体的アセスメント，②心理的アセスメント，③社会的アセスメント，それぞれのポイントをあげてアセスメントしてみよう。
- アセスメントをもとに，①療養者への看護，②家族の看護，③他職種・地域との連携，対象者ごとに看護の展開を方法と留意点に分けて考えてみよう。

Ⅴ　地域・在宅看護と認知症ケア

Ⓐ　認知症の理解

⊗ 地域・在宅看護論 p.254-256

1.認知症とは

・認知症とは「加齢に伴う変化の範囲を超えて，慢性あるいは〔❶　　　　　　　〕の認知機能の低下がみられる症候群」である。

・認知症を引き起こす疾患として，アルツハイマー病，脳血管疾患，レビー小体病，前頭側頭葉変性症などがある。

・認知症は疾患ではなく，脳の疾患に伴って生じる症状である。

・地域・在宅看護における認知症ケアでは，「認知症を引き起こしている疾患や原因は何か」や「認知症の療養者と家族が困っていることは何か」を把握し，適切な治療につなげたり，それらに見合った支援を行ったりすることが求められる。

2.認知症の判定・診断

・認知症の前段階として〔❷　　　　　　　　　〕（MCI）がある。

・❷は，本人や家族から記憶障害の訴えはあるが，日常生活にはそれほど支障がなく，認知症とは診断できない状態である。

➡ ❷の人を早期に発見し，予防的な介入を行うことが重要である。

・認知症の判定にわが国では，「認知症高齢者の〔❸　　　　　　　〕」（厚生労働省作成）がよく用いられる。

・「認知症高齢者の❸」は，認知症が日常生活に，どの程度影響を及ぼしているかを判断するための基準である。介護保険の要介護認定を行う際の参考の一つにされている。

認知症の症状のアセスメント

・「認知症高齢者の❸」や〔❹　　　　　　　　　　　〕（CDR）などを用いて，客観的に症状の重症度を判断する。

・❹は，認知症の重症度を判定するための評価指標のひとつで，国際的に広く活用されている。

・❹では，検査上での認知機能のスコア化に基づく評価ではなく，趣味や社会活動，家事などの日常生活の状態から5段階で評価する。

〈❹の評価基準〉

0	0.5	1	2	3
健康	認知症の疑い	軽度認知症	中等度認知症	重度認知症

3. 認知症の症状

- 認知症の症状は，〔❺　　　　　　　　　〕と〔❻　　　　　　　　　　　　　　　〕
  （BPSD）の2つに大別される（図6-5）。
- ❺は，認知症を引き起こす疾患の進行に伴い，認知症の療養者に共通して認められる。
- ❺は，認知症の中核的な症状となるため〔❼　　　　　　　　〕ともよばれる。
- ❻は，❺を基盤に，身体的・心理的・環境的など何らかの要因が加わって引き起こされると考えられている。

〈❺と❻の具体例〉

❺（❼）	<u>記憶障害</u>（過去の出来事を忘れる），<u>見当識障害</u>（人や時間・場所がわかりにくくなる），<u>全般性注意障害</u>（周囲の状況の判断や選択がしづらくなる），<u>遂行機能障害</u>（物事を計画立てて実行できない），<u>失語</u>（意図した単語を表出しにくくなる），<u>失行</u>（道具の使用方法がわからなくなる）など
❻（BPSD）	<u>行動症状</u>（焦燥・不穏，攻撃性など），<u>精神症状</u>（幻覚・妄想，抑うつ，易怒性など）

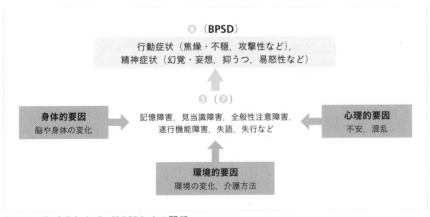

図6-5　❺（❼）と❻（BPSD）との関係

Ⓑ　認知症ケアのためのケアシステム

地域・在宅看護論 p.256-260

1. 社会資源

1　介護保険法によるサービス

- 介護保険法による資源として，訪問介護，通所介護，小規模多機能居宅介護，短期入所生活介護，認知症対応型共同生活介護（グループホーム）などがある。
- 療養者の認知機能低下やそれに伴う日常生活動作（ADL）の維持・向上のため，また，「介護者の心身状態の悪化」「介護体制の不足」といった環境要因を改善す

るため，介護保険法による資源を活用〔❶　**せず・して**　〕支援する。

2 ｜ **成年後見制度**

・判断能力が不十分な療養者の〔❷　　　　　　〕や〔❸　　　　　　　〕の保護を目的として，民法を根拠にして制度化された（2000［平成 12］年に施行）。

・本人の判断能力が不十分となる前から利用できる〔❹　**任意後見制度・法定後見制度**　〕と，判断能力が不十分となった後でないと利用できない〔❺　**任意後見制度・法定後見制度**　〕に分けられる。

・❺ は次の 3 つに分けられている。

常に自分で判断することが難しい状況にある者が対象	〔❻　**後見・保佐・補助**　〕
簡単なことであれば自分で判断できる者が対象	〔❼　**後見・保佐・補助**　〕
大体のことは自分で判断できる者が対象	〔❽　**後見・保佐・補助**　〕

3 ｜ **認知症サポーター**

・2005（平成 17）年度，厚生労働省の「認知症を知り地域をつくる 10 ヵ年」構想の一環として開始された。

・「認知症を正しく理解すること」「認知症の療養者や家族を温かい目で見守り，地域での相互扶助・協力・連携，ネットワークの中心的役割を担うこと」が期待されている。厚生労働省が推進。

4 ｜ **高齢者の見守り・SOS ネットワーク**

・高齢者が〔❾　　　　　　　〕になったとき，地域の生活関連団体などが捜索に協力し，速やかに ❾ 者を発見・保護するためのしくみとして 2010（平成 22）年度から開始された。

5 ｜ **認知症カフェ**

・地域での日常生活・家族の支援を強化する目的で，2013（平成 25）年度から開始された。厚生労働省が推進。

〈**認知症カフェに期待されること**〉

・認知症の療養者と家族，地域住民，専門職者など，だれもが自由に集える場になること
・療養者や家族の情報交換としての場に加えて，療養者と地域住民の交流をとおして，認知症について正しい理解が広まる場になること

2. 地域包括ケアシステム

・2014（平成 26）年に成立した医療介護総合確保推進法により，〔❿　　　　　　　　　　　　　〕が開始された。

・ ⑩ は，認知症施策の重要課題であり，できる限り早い段階からの支援を推進す
るための〔 ⑪　**認知症初期集中支援推進事業・認知症地域支援・ケア向上事
業** 〕と，地域における医療・介護等の連携推進のための〔 ⑫　**認知症初期集
中支援推進事業・認知症地域支援・ケア向上事業** 〕の２事業で構成されている。

〈 ⑪ **の概要**〉

目的	認知症の療養者を早期に発見し，認知症の診断につなぎ，その診断に合わせて個別性に応じた支援を行うこと
担い手	地域包括支援センターを中心に配置される〔 ⑬　　　　　　　　　　　〕
内容	家族の訴えなどにより認知症が疑われる人や，認知症の療養者とその家族を訪問し，アセスメント，家族支援などの初期支援を包括的・集中的に行い，自立生活をサポートする

〈 ⑫ **の概要**〉

目的	認知症の人への効果的な支援体制を構築するとともに，認知症ケアの向上を図るための取り組みを推進する体制づくり
担い手	地域包括支援センターを中心に配置される〔 ⑭　　　　　　　　　　　〕
内容	・「地域の医療や介護の関係機関，地域の支援機関などの連携支援」「認知症の本人とその家族を支援する体制づくり」を行う ・地域の実情に合わせて企画や調整などに携わりながら，「病院や介護施設などでの認知症対応能力の向上」や「介護保険サービスを利用しての在宅生活の継続」を支援する ・認知症カフェなど地域での取り組みと共同した「家族介護の支援」や「認知症ケアに携わる多職種の協働研修」などを行う

演習課題

● 認知症サポーターの最新の人数を調べてみよう。
● 認知症カフェの最新の数を調べてみよう。

ⓒ 認知症の療養者・家族への看護

地域・在宅看護論 p.260-264

1．療養者への看護

1 ｜ 認知症の重症度に合わせた支援

・認知症の症状の重症度を適切に〔 ❶　　　　　　　　　　　〕したうえで，療養者の

生活に合わせた支援をすることが重要である。

・療養者ができることとできないことの両方を見きわめて，できることは療養者自身に行ってもらい，できないことだけを補助する。

2 初発期 ※臨床認知症評価尺度（CDR）0.5に相当

・療養者や家族が何に困っているかについて，ていねいに話を聞いて ❶ し，困りごとを解決するための具体的方法を，療養者と一緒に考えて介入する。

・療養者の生活に合った方法を一緒に考えたうえで，療養者自身が意思決定できるように支援することが重要である。

3 初期 ※CDR 1に相当

・療養者も，葛藤しながら生活を送っていることを理解する。

・時間がかかったり，上手にできなかったりしても，療養者自身が取り組もうとしていることはできるだけ〔 ❷ **見守る・補助する** 〕ようにする。

4 中期 ※CDR 2に相当

・療養者が感じている絶望感や孤独感の緩和方法を〔 ❸ **考えずに・考えて** 〕かかわり，療養者のペースに合わせて安心感をもたらす支援をする。

5 後期 ※CDR 3に相当

・療養者は，食事・排泄・清潔といった〔 ❹　　　　　　　　 〕を自身で満たすことがしづらくなる。また感染症などを罹患しても，心身の不調を自ら伝えることが難しくなる。

　➡ ❹ を満たせるようなかかわりが求められる。

2. 家族への看護

▶ 家族へのアセスメント

・まず〔 ❺　　　　　　　　　 〕により，家族が置かれている状況を理解することが重要である。

〈家族への ❺ の内容〉

> 療養者との現在と過去の関係性はどうか／療養者にどのような感情を抱いているか／療養者の症状をどのようにとらえているか など

▶ 家族への支援

・家族に「認知症の適切な理解」や「認知症の人への対応方法」を助言する。

　➡ **療養者にとって**：認知症の行動・心理症状（BPSD）の改善や発症の抑制につながる。

　➡ **介護者にとって**：抑うつや QOL の〔 ❻ **向上・低下** 〕につながる。

3. 他職種・地域との連携

・介護保険を利用している療養者であれば，〔 ❼　　　　　　　　　　　　 〕の場で，それぞれの専門職がもっている情報を共有する。

〈 ❼ における情報共有の例〉

各サービス利用時に「どのような言動があり，何ができて，何ができなかっ
たか」について，各専門職が見た事実を共有してその解釈を行う。そのうえ
で，療養者の QOL の維持・向上を図るため，どうすべきかをチームで話し合
う

Ⓓ 事例演習：認知症の療養者への地域・在宅看護

1. 事例紹介

1 ｜ 基本情報

▸ 療養者の情報　E さん，70 代，女性，76 歳

▸ 主疾患　アルツハイマー型認知症

▸ 自立度　要介護 1，障害高齢者自立度 A1，認知症高齢者自立度 Ⅱ b

▸ 家族構成　娘夫婦（娘 48 歳，夫 51 歳），孫（20 歳大学生男性，16 歳高校生女性）と同居。
夫は他界している。他界した夫は事業をしており，E さんは専業主婦として支え
ていた。現在，娘夫婦がその事業を引き継いでいる。そのため，娘夫婦は日中不
在であり，療養者は通所リハビリテーションのない日中は 1 人で過ごしている。
経済的には裕福である。

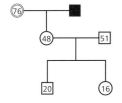

▸ 基本的日常生活動作

食事	排泄	清潔	整容	歩行	階段昇降
自立	自立	自立だが，時々洗髪をしていない様子あり。通所リハビリテーションで入浴を行う。	更衣は自身で可能。身だしなみも整えることができる。	自立	自立

▷ 手段的日常生活動作

調理	買物	洗濯	掃除	金銭管理	屋外移動
基本的に娘が行う。	時々買い物をしている。	できない。娘が行う。	できないが，自身ではできると思っている。	できないが，自身ではできると思っている。	自立だが，見当識障害のため道に迷うことがある。

▷ 既往歴　高血圧，糖尿病

▷ 医療処置　高血圧薬，糖尿病薬を内服

▷ 主な症状　全般的に中核症状を認める，特に記憶障害，見当識障害，遂行機能障害，判断力の低下がみられる。

▷ サービス利用状況

	月	火	水	木	金	土	日
午前	通所リハビリテーション		訪問看護		通所リハビリテーション		
午後							

▷ 住環境・地域特性　郊外の住宅地に住む。二世帯住宅の一戸建てで，1階に療養者の居室がある。主要な駅からは徒歩20分程離れたところであり，買い物をする場所も駅前に集約されている。住宅地周辺は住宅と田畑が混在している。近所付き合いや地域活動はあるが，療養者家族は積極的には参加できていない。

2　現在の状態・状況

　20年前に高血圧や糖尿病を指摘され内服治療を続けてきた。7年程前から認知症の症状が出現し始めた。5年前に家族が健康診断をするためと言って専門医の受診を促したところ，アルツハイマー型認知症と診断された。本人は認知症とは認識していない。基本的日常生活動作は自立しているが，記憶障害や遂行機能障害があり，できていないことを本人はあまり認められない様子がある。事業をしていた夫を支えていたこともあり社交性があり，会話は成立する。改訂長谷川式簡易知能評価スケール（HDS-R）は8点である。更衣や排泄などは自身で行っているが，入浴後に髪の毛が濡れていないこともあり，家族がそれを指摘すると「今日は髪を洗う気分じゃなかった」と話す。家族ができていないことを手伝おうとしても「自分でできるから」と言うため，手伝うことができない。家事は基本的には娘が行っている。夫は療養者との関係性は悪くないが介護を行うことはなく，息子や娘は学校生活が忙しいため食事を一緒にする程度である。最近は夜遅くまで電気がついていることがあり，娘が確認すると「部屋を片付けている」という発言があった。週末の日中は自室にこもって傾眠していることも多い。

演習課題

- 事例に対するアセスメントを以下の項目に沿って考えてみよう。①身体的アセスメント，②心理的アセスメント，③社会的アセスメント，それぞれのポイントをあげてアセスメントしてみよう。
- アセスメントをもとに，①療養者への看護，②家族の看護，③他職種・地域との連携，対象者ごとに看護の展開を方法と留意点に分けて考えてみよう。

VI 地域・在宅看護と介護予防

Ⓐ フレイルの理解

地域・在宅看護論 p.265-269

1. 介護予防の基本的な考え方

・介護予防とは「要介護状態の発生をできる限り防ぐこと」，また「要介護状態にあっても，その悪化をできる限り防ぐこと」である[12]。

・介護予防では，高齢者の心身機能の維持により〔❶　　　　　　〕を伸ばし，QOL を向上させることを目指す。

2. 介護予防の必要なフレイルな高齢者の状態像

・フレイルとは，「加齢に伴う生理的な予備能力の低下によって，ストレスへの脆弱性が〔❷　**高まり・弱まり**　〕，転倒，入院，施設入所，要介護状態，死亡などに陥りやすい状態」をいう[13]。

・フレイルは可逆性の概念を含む。すなわち，一般的に高齢者は要介護状態に陥ると改善は困難だが，フレイルの高齢者は，適切な介入があれば再び健康な状態に戻ると考えられている[14, 15]。

・最も代表的なフレイルの基準として，リンダ・P・フリードらによるもの（下記）がある[16]。

> 「体重減少」「筋力低下」「疲労感」「歩行速度の低下」「身体活動の低下」のうちの〔❸　　　〕つ以上を併せもつ場合に，フレイルと判定する

3. フレイルな高齢者に起こりやすい健康問題

◦ 老年症候群

・フレイルに密接に関連する健康問題として〔❹　　　　　　　〕がある（図 6-6）。

・❹ は高齢者に多くみられ，原因は様々だが，治療だけでなく介護，看護が重要となる一連の徴候を指す[17]。

〈主な ❹ 老年症候群〉

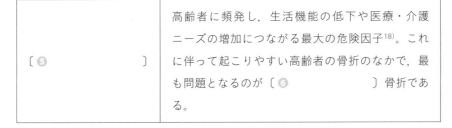

〔❺　　　　　〕	高齢者に頻発し，生活機能の低下や医療・介護ニーズの増加につながる最大の危険因子[18]。これに伴って起こりやすい高齢者の骨折のなかで，最も問題となるのが〔❻　　　　　〕骨折である。

〔 ❼ 　　　　　　 〕	フレイルな高齢者に多い[19]。免疫能の低下，感染症の罹患，創傷の治癒の遅延などを引き起こし，高齢者の生命予後を左右する[20]。
〔 ❽ 　　　　　　 〕	特に，将来認知症へ進行する可能性が高い〔 ❾ 　　　　　　 〕（MCI）に注意を要する。
〔 ❿ 　　　　　　 〕	重篤な場合は自殺企図につながることもあるため，注意を要する。

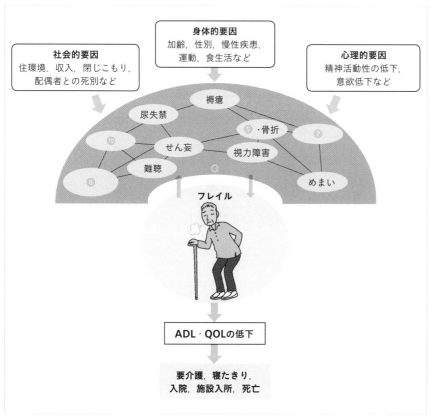

図 6-6　フレイルと ❹

B　介護予防のためのケアシステム

⊗ 地域・在宅看護論 p.269-270

1. 社会資源

1 ┃ フレイルな高齢者を支える人

・フレイルな高齢者は，外出や買い物などの手段的日常生活動作（IADL）の一部に手助けを必要とする。また，〔 ❶ 　　　　　　 〕の機会の減少によって容易に孤立しやすい。

➡家族や友人，民生委員，自治会長，近隣住民など，身近な地域の人々とのつながりや支えが不可欠である。

2 フレイルな高齢者を支える制度や機関（図6-7）

» 地域包括支援センター

・フレイルな高齢者や家族は〔❷　**初期・末期**　〕の段階から，日常生活上の困り事などを相談することができ，地域の社会資源やサービスなどの情報提供を受けることができる。

» 介護予防・日常生活支援総合事業

・市町村が中心となり，地域の実情に応じた多様な主体によるサービスを充実させることで，地域の支え合いの体制に基づく効果的・効率的な〔❸　　　　　　　〕や〔❹　　　　　　　　〕を可能にするための事業である。

・「介護予防・生活支援サービス事業」と「一般介護予防事業」に分けられる。

・**介護予防・生活支援サービス事業**：〔❺　**訪問・通所**　〕型サービス（家事援助など），〔❻　**訪問・通所**　〕型サービス（ミニデイ，サロンなど），そのほかの生活支援サービス（配食，見守りなど）を利用できる。

・**一般介護予防事業**：すべての高齢者が参加できる住民主体の介護予防活動の普及，育成，支援，また介護予防機能の強化などのための事業。

» 介護保険による介護予防サービス

・要支援認定を受けた高齢者は，介護保険制度における〔❼　**介護給付・予防給付**　〕によるサービス（介護予防サービス）を利用できる。

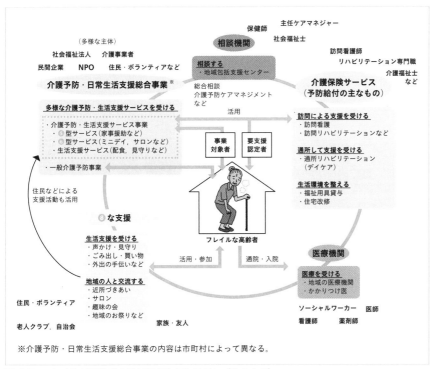

図6-7　フレイルな高齢者の地域包括ケアシステム（主なもの）

〈介護予防サービスの内容〉

> 訪問看護，訪問リハビリテーション，通所リハビリテーション，福祉用具貸与，住宅改修 など

2. 地域包括ケアシステム

・フレイルな高齢者が，住み慣れた地域とのつながりを維持しながら，支援を受けられる体制が必要である。

➡ フレイルな高齢者への在宅ケアシステムでは，介護保険の予防給付による画一的なサービスだけでなく，住民や家族の手助けや見守りといった〔 ❽ **フォーマル・インフォーマル** 〕な支援や，市町村が実施する多様な介護予防・生活支援サービスが整っていることが重要となる。

ⓒ フレイルな高齢者・家族への看護

1. フレイルな高齢者への看護

> ✕ 地域・在宅看護論 p.270-274

・フレイルな高齢者は，適切な介入によって自立度が改善する可能性をもっている。そのため，できる限りセルフケアを促進できるようアプローチする。

➡ 本人の介護予防ニーズを見きわめて，本人の〔 ❶ **弱み・強み（ストレングス）** 〕を活かした看護を展開する。

・フレイルな高齢者に起こりやすい転倒・骨折，認知機能低下，うつ，尿失禁，低栄養といった〔 ❷ 　　　　　〕は，明らかな疾患ではなく，高齢者に頻発する症状であるため，見過ごされがちである。

・しかし，❷ は放置によって集積し，ADL や QOL の低下につながる。

➡ 介護予防では，❷ のケアが極めて重要となる。

・老年症候群のケアのポイントは，その多因子性と相互関連性を踏まえた援助である。

2. 家族への看護

・フレイルな高齢者に対しては，直接的なケアよりも日常生活のなかでの予防的介入が重要である。

・同居・別居にかかわらず，フレイルな高齢者が本人の自立を維持できるよう，予防的視点をもって，家族を教育する必要が〔 ❸ **ある**・ない 〕。

〈予防的視点による教育の例〉

> ・うつや閉じこもりにならないための，日常的な外出支援
> ・低栄養を予防できるバランスの良い食事

・高齢者本人が自立している ADL や IADL，得意なことなどは強みである。それらを生活のなかで生かせる方法を，家族と共に具体的に考える。

3．他職種・地域との連携

1　他職種と連携した包括的なアプローチ

・高齢者の要介護状態の発生には，慢性疾患，心身機能の低下，社会参加の減少，所得や家族の問題，住環境などの身体・精神・心理・社会的要素が関連している。

・医療処置，リハビリテーション，生活支援などの様々なニーズに対応するには，1つの職種によるアプローチだけでは不十分である。多職種や地域の人々と密に連携・協働することが大切となる。

2　医療・疾病予防

・高齢者は複数の慢性疾患を抱えていることが多いので，地域在宅での継続的な医療の提供体制が求められる。

・入院医療と比べて在宅療養者への医療では，療養者と家族の自律性や協力体制が特に要求される。

➡看護師には，医師や薬剤師などの医療従事者と連携したうえで，〔❹　**療養者のみ・療養者と家族**　〕の健康管理行動の維持促進をめざしたかかわり方が要求される。

3　地域に根差した社会資源の活用とまちづくり

・フレイルな高齢者の自立を目指すには，状態に応じた〔❺　　　　　　〕の柔軟な活用が求められる。

➡看護師は，高齢者が住む地域の社会資源を十分把握し，療養者と家族に適切な❺を紹介する。

Ⓓ 事例演習：フレイルな高齢者への地域・在宅看護

1．事例紹介

1　基本情報

> 療養者の情報　Ｆさん，女性，84歳

> 主疾患　変形性膝関節症

> これまでの経過　5年前に変形性膝関節症の痛みに対し，左膝の人工関節置換術を受けている。右膝も痛みが出現しているが，外科的治療は望まず，鎮痛薬とヒアルロン酸注射で痛みをコントロールしている。

> 自立度　要支援2，障害高齢者自立度A1，認知症高齢者自立度Ⅰ

> 家族構成　未婚の息子（58歳）と二人暮らし。夫は他界している。娘家族は他県に住んでいる。

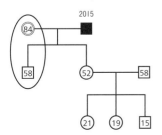

» 基本的日常生活動作

食事	排泄	清潔	整容	歩行	階段昇降
自立	トイレで排泄	自宅の風呂で入浴	自立	屋内は独歩，屋外は歩行器を利用	自立

» 手段的日常生活動作

調理	買物	洗濯	掃除	金銭管理	屋外移動
自立	訪問介護と息子が代行	自立	訪問介護にて代行	自立	徒歩で移動

» 既往歴　高血圧，気管支喘息

» 医療処置　喘息治療薬（吸入ステロイド薬），高血圧治療薬，鎮痛薬，ヒアルロン酸注射（月1回）

» 主な症状　右膝の痛み

» サービス利用状況

	月	火	水	木	金	土	日
午前		訪問看護			訪問介護		
午後	訪問診療（月1回）						

» 住環境・地域特性　都市部の一戸建てで結婚以来60年近く暮らしている。商店が立ち並ぶ地域で，Fさんも夫と自宅の一角でパン屋を40年経営していたため，近隣に顔見知りが多い。主要駅が徒歩5分圏内にあり，交通の便は良い。高齢者向けの食事会やサロンが自治会館で定期的に開催されている。

2　現在の状態・状況

月1回，訪問診療を利用している。内服薬の飲み忘れがあるため，訪問看護にて1週間分の薬を配薬カレンダーにセットしている。右膝の痛みがあり，日常生活はほぼ自立しているが，床にしゃがむ動作が困難であるため，訪問介護にて掃除を手伝ってもらっている。2か月前に持病の気管支喘息に肺炎を合併し，2週間入院した。同居の息子との関係性は良好である。息子は就労しており，平日の日中は1人である。入院前は近くの商店への買い物や地域のサロンに友人と通っていたが，退院後は「気力と体力がない。外に出る気にならない」と自宅で過ごしており，買い物は訪問介護か息子が担う。食事は朝と夜は息子が買ってくる惣菜とFさんによる簡単な料理を食べているが，昼ごはんは1人であるため，食べないことが多く，入院前より体重は5kg減少した（BMIは20.0）。Fさんは，夕飯のおかずを1品作ることを日課にしており，「できる限り息子に手作りのごはんを食べさせたい」と話すが，年齢相応の物忘れはあり，最近火の不始末が目立つ。息子は「母の調理は危ないので，やめさせたい。惣菜で済まそうかと思う」と話す。

近隣に住む仲の良い友人が週1回程度訪問している。性格は明るく，話好きである。

- 事例に対するアセスメントを以下の項目に沿って考えてみよう。①身体的アセスメント，②心理的アセスメント，③社会的アセスメント，それぞれのポイントをあげてアセスメントしてみよう。
- アセスメントをもとに，①療養者への看護，②家族の看護，③他職種・地域との連携，対象者ごとに看護の展開を方法と留意点に分けて考えてみよう。

VII　地域・在宅看護と精神障害ケア

Ⓐ　精神障害の理解

地域・在宅看護論 p.276-278

1. 精神障害ケアの基本的な考え方

・訪問看護において，精神障害がある療養者にケアを提供する際は，主治医から〔❶　　　　　　　　　〕または〔❷　　　　　　　　　〕を得ている。

➡すでに薬物療法などの医療を受けており，支援があれば在宅療養が可能と主治医が判断しているといえる。

➡精神障害をもつ療養者の在宅でのケアでは，精神障害をコントロールしながら安定した生活を目指す。

2. 看護師の態度の重要性

〈訪問看護師に求められる態度〉[21]

- ・療養者と〔❸　　　　　〕に話をする
- ・もともと備えている，地域で生活する能力を〔❹　　　　　　　〕
- ・〔❺　　　　　　　　　　　　　〕支援する

・看護師は，自分の価値観を療養者に押しつけていないか，つねに振り返る必要がある。人の価値観は多様であり，いかなる疾患があってもそれは同じである。

3. 統合失調症の特徴

・統合失調症は，陽性症状と陰性症状の病態を示し，およそ100人に1人の割合で発症する疾患である[22]。

・近年「神経認知機能の障害」が，統合失調症の〔❻　　　　　　　〕であると明らかになっているため[23]，このアセスメントが重要になっている。

陽性症状	妄想，幻覚，思考障害，緊張病症状，奇妙な行動 など
陰性症状	感情鈍麻，無感情，無欲，自閉，快感喪失 など
神経認知機能	注意力，記憶力，遂行機能 など

・日常生活技能に支障がある場合，リハビリテーションとして〔❼　　　　　〕（SST）を行うこともある。

・「神経認知機能の障害」と「社会的認知機能の障害」は関連している[24]。

〈**統合失調症における「社会的認知機能の障害」の特徴**〉[25]

例：同級生とすれ違ったとき（本当は同級生が急いでいて，単に気づかず通り過ぎただけかもしれない）

自分を認識せずに，無表情で通り過ぎたととらえる	〔❽　**表情知覚・社会知覚**　〕の障害

↓

その同級生の直前の出来事に思いを馳せることなく	〔❾　**表情知覚・社会知覚**　〕の障害

↓

「怒っているに違いない」と思いこみ	結論への〔❿　　　　　　　　　　　〕

↓

さらに「同級生は私に対して怒っている」と考える	〔⓫　　　　　　　〕バイアス，「〔⓬　　　〕の理論」に関する障害

4. 身体面の合併症予防

〈**抗精神病薬の有害作用**〉

・自発性の低下　　・易疲労感による〔⓭　　　　　　〕
・食事摂取量の増加による〔⓮　　　　〕傾向　など

Ⓑ 精神障害者を支える地域包括ケアシステム

1. 社会資源

⊗ 地域・在宅看護論 p.278-279

・精神障害のある療養者は，障害者総合支援法による「介護給付」「訓練等給付」「自立支援医療（精神通院医療）」などの支援を得ることができる。

M E M O

〈障害者総合支援法によるサービスを受けるための主な条件〉

- ・〔❶   〕を持っている
- ・精神障害を事由とする〔❷   〕を受けている
- ・精神障害を事由とする〔❸   〕を受けている
- ・〔❹   〕(精神通院医療に限る)を持っている
- ・医師の〔❺   〕によって精神障害者であることが確認できる

・介護保険における地域包括支援センターの業務に該当するものとして，障害者総合支援法においては〔❻   〕がある[26]。

・❻ には〔❼   〕と〔❽   〕がある。

| ❼ | 精神科病院に入院中の患者が，地域生活に移行するための相談支援を行う |
| ❽ | 居宅で単身生活をしている者に対して，緊急時の相談支援などを行う |

・介護保険におけるケアマネジメントに該当するものとして〔❾   〕がある。

・❾ には〔❿   〕と〔⓫   〕がある。

| ❿ | 福祉サービス等の利用計画を作成する |
| ⓫ | ❿ のモニタリングをする |

2. 包括型地域生活支援プログラム

・在宅で生活している重度の精神障害のある療養者の，生活の場を訪ねる〔⓬   〕(ACT) がある。

・⓬ では，精神科医師，訪問看護師，ソーシャルワーカー，作業療法士などの多職種からなる約 10 人 1 チームが，100 人程度の利用者を 24 時間・365 日体制で支援し，危機介入にも対応する。

C 精神障害者への看護

📖 地域・在宅看護論 p.280-284

1. 療養者への看護

▶ アセスメント技術

・精神症状が悪化→日常生活技能に影響→生活の乱れ→再入院などにつながる。

➡「家事・対人関係・生活・病気などへの対処にかかわる認知機能状態」のアセスメントは重要である。

> ・家事や生活状況のアセスメントをするうえで，家の中を観察することも重要な情報源となる。
>
> ・「ふだん」と違うときに気づけるよう，日頃の利用者の暮らしぶりや精神症状をよく把握しておく。
>
> ・症状の悪化時には，以前と似たような経過をたどることがある。このため主治医からあらかじめ，療養者の精神症状の悪化時の様子を聞いておく。

▷ 日常生活技能の向上に対するケア

・訪問看護を始めてまもない時期，看護師は，指示的な援助や日常生活技能の向上を目指したケアを〔❶　　　　　　　〕にすることが大切である。

・看護師がケアする際，つねに配慮すべきは，療養者ができたことを「肯定的に評価」し，〔❷　　　　　　〕の回復につなげることである。

➡ 一度できたことは，それ以降，ほめたり認めたりすることを忘れがちだが，常に働きかけることが大切である。

▷ 訪問看護時の安全面の配慮

> 精神障害がある者の病状悪化によって，危害が及ぶ可能性が予測される場合，
>
> ・訪問看護師は自らの安全への配慮を含めて，保健所による〔❸　　　　　　〕の介入などを依頼する
>
> ・訪問看護師が〔❹　　　　　　〕対応してはならない

2. 家族への看護

・訪問看護で出会う家族の多くは，療養者と非常に〔❺　　　　　　　　〕関係をもっている。

➡ 「療養者が自身でできること」も先取りして行ってしまうなど，過剰な保護をする場合もある。

➡ 「療養者が自身でできること」を家族に説明し，適切な距離感で接するように説明することは重要である。

➡ 〔❻　　　　　　　〕のアセスメントは重要なポイントとなる。

・❻ と社会との関連をアセスメントするため，エコマップ（→第4章Ⅱ-C-3）などを活用することは，療養者と家族の「密着性」や「社会資源との浸透性」を把握するのに役立つ。

3. 他職種・地域との連携

・障害福祉サービスの利用に際して〔❼　　　　　　　　　〕を活用できる。

・重度な精神症状，家族への負担，経済的危機など，さらに困難な状況を抱える場合は，様々な〔❽　　　　　　　〕を活用して利用者や家族を支援する。

保健所や精神保健福祉センター	保健師や精神保健福祉士などによる精神面の健康相談，保健医療福祉に関する相談，家族相談など幅広い相談など
発達障害者支援センター	発達障害児（者）への支援を総合的に行うことを目的とした専門的機関

・経済的に困窮する場合は，生活保護制度の利用，就労支援施設等の訓練等給付などにより，経済的基盤を確立できるよう支援する。

Ⓓ 事例演習：精神障害者への地域・在宅看護

1. 事例紹介

1 ｜ 基本情報

» 療養者の情報　Gさん，男性，30歳

» 主疾患　統合失調症

» 自立度　日常生活動作は自立している。機能の全体的評定（GAF）は，60程度である。精神障害者保健福祉手帳2級に認定されている。

» 家族構成　本人の母親（60歳）と母方の祖父（80歳）と同居している。父親は本人が小学生のときに離婚し，以後の消息は不明である。母親はケアマネジャーとして働いており，祖父は70歳代まで証券会社で管理職や指導的立場で働いており，現在は体が弱っているものの自立した生活をしている。

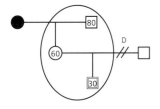

» 基本的日常生活動作

食事	排泄	清潔	整容	歩行	階段昇降
自立	自立	自立	自立	自立	自立

» 手段的日常生活動作

調理	買物	洗濯	掃除	金銭管理	屋外移動
母の手伝い程度	自立	時間はかかるが自立	時間はかかるが自立	家族が管理	自立，自動車運転免許を取得

> 既病歴　なし

> 医療処置　向精神薬内服中（エビリファイ 24mg 分 2，不安や幻聴がひどい時リスパダール 1mg 屯用 1 日 1 回まで）

> 主な症状　幻聴，将来の就労に関する強い不安，睡眠障害，就労継続支援 B 型での人間関係の悪化

> サービス利用状況

	月	火	水	木	金	土	日
午前	就労継続支援 B 型	就労継続支援 B 型	就労継続支援 B 型		就労継続支援 B 型		
午後	就労継続支援 B 型	就労継続支援 B 型	就労継続支援 B 型	訪問看護	就労継続支援 B 型		

> 住環境・地域特性　祖父が購入したマンションに母親と本人が同居している。駐車場があり車も所有しているため，本人，母親，祖父は車で外出できる。地域としては，マンションや一戸建ての住宅があり，ベッドタウンである。駅から徒歩数分にあり，商店街があるため生活には便利な地域である。

2　現在の状態・状況

　2 週間に 1 回，かかりつけの精神科診療所を受診している。大学生の頃に，「友人が悪口を言っている」「大学に行くのが怖い」などと言い，登校しなくなり退学した。その後，自宅に引きこもりがちになり，母親や祖父に「死んでしまえ」と言い暴力をふるったことをきっかけに，精神科病院へ 3 か月間入院する。退院時，幻聴や不安が強いことから訪問看護の導入と，生活リズムを整え社会復帰を目指すために就労継続支援 B 型を紹介される。就労継続支援 B 型は，当初週 2 回通っていたが，突然引きこもりが始まり数ヶ月通えなくなることを繰り返してきた。しかし，暴言や暴力はなく入院に至っておらず，この 2 年間は就労継続支援 B 型に週 4 回通えるようになってきていた。

　最近，就労継続支援 B 型への遅刻や作業中に休憩室で横になっていることが増えてきた。また，同じ洋服を何日も着ていたり，作業中にいらいらとしてほかのメンバーや職員に強い口調で訴えたり，作業は途中でわからなくなったりしている。就労継続支援 B 型の精神保健福祉士から訪問看護ステーションの看護師へ，これらの状態について連絡があった。訪問時，看護師が「最近疲れているようですね」と話しかけると，「わかりますか。作業所（就労継続支援 B 型）でも，そういわれています。母親から，『もう 30 歳なのだから，きちっとした定職についてほしい。私は働いているのだから，掃除や洗濯をもっと要領よくてきぱき手伝ってほしい』といわれ，祖父からは，『長男なのにだらしがない，怠けてばかりいる』といわれて辛い。掃除や洗濯が満足にできず，家族に迷惑をかけ怒られている」と本人は話し始めた。「祖父や母親の期待に応えられず，一人前になれないのが辛く，夜もよく眠れず，幻聴が聞こえて昼間は作業に集中できず，焦っていらいらとしてしまう。こんなことに耐えられないのは自分がいけないのだから，頓服の薬を使うのはもっ

てのほかだ」と言っている。

演習課題

● 事例に対するアセスメントを以下の項目に沿って考えてみよう。①身体的アセスメント，②心理的アセスメント，③社会的アセスメント，それぞれのポイントをあげてアセスメントしてみよう。

● アセスメントをもとに，①療養者への看護，②家族の看護，③他職種・地域との連携，対象者ごとに看護の展開を方法と留意点に分けて考えてみよう。

VIII　地域・在宅看護と小児ケア

A　地域・在宅における小児ケアの概要

📖 地域・在宅看護論 p.285-286

▶ 小児在宅ケア

・〔❶　　　　　　　　　〕とは，健康問題や障害をもちながら成長発達を遂げる子どもたちが，家族とともに健やかな生活を送るために必要な支援である。

・❶の現状：周産期および小児医療の進歩に伴い，ハイリスクな妊婦・新生児の割合が増えている。

▶ 小児緩和ケア

・世界保健機関（WHO）は，小児緩和ケアについて次のように述べている[2]。

> ・小児緩和ケアとは，からだ，心理，精神への積極的かつ〔❷　　　　　　〕なケアであり，家族支援を〔❸　**含む・含まない**　〕。
> ・小児緩和ケアは診断時に始まり，根治的な治療の〔❹　**有無にかかわらず・ある場合のみ**　〕継続的に提供される。
> ・医療提供者は，子どもの身体的，心理的，社会的苦痛を評価し，これを緩和する。
> ・効果的な小児緩和ケアは，家族も含めた幅広い多職種的な対応と，地域における〔❺　　　　　　〕の有効活用によって行われる。
> ・小児緩和ケアは，三次医療施設や地域診療所でも〔❻　　　　〕でも提供できる。

B　医療的ケア児の理解

📖 地域・在宅看護論 p.286-291

1.医療的ケア児とは

・医療的ケア児とは「医学の進歩を背景として，新生児集中治療室（NICU）などに長期入院後も引き続き，人工呼吸器や胃瘻（いろう）などを使用して，痰の吸引や経管栄養などの医療的ケアが日常的に必要な児童（18歳未満）のこと」をいう[27]。

・在宅の医療的ケア児は，全国に約2万人いると推計される（2018［平成30］年現在）[28]。

〈**医療的ケア児の特徴**〉

> ・「歩ける医療的ケア児」から「寝たきりの〔❶　　　　　　　　　　　　　　〕」まで
> 　存在する
> ・生きるために，日常的な医療的ケアと医療機器が必要である

・2021（令和3）年，〔❷　　　　　　　　　　　　〕（正式名：医療的ケア児及びその
　家族に対する支援に関する法律）が成立・施行された。これにより，障害や医療的
　ケアの有無にかかわらず，安心して子どもを生み育てることができる社会が目指
　されることとなった。

・❷によって，医療的ケア児が在籍する保育所・学校等における，看護師等また
　は喀痰吸引等が可能な保育士の配置を支援することが，国・地方公共団体の責務
　となった。

2. 在宅療養移行支援（表6-6）

・医療機関において家族は，〔❸　　　　　　　　　　〕の時期に，日常的ケアや医
　療的ケア技術などについて教育を受ける。病院で行っていたケアを家庭で実施で
　きるよう，簡素化することがポイントとなる。

・退院前後には〔❹　　　　　　　　　　〕の時期に入り，家族はさらに様々な支
　援を受ける。

表6-6　在宅療養移行支援

	❸	❹
家族	・退院後の生活を相談 ・医療的ケア技術の習得 ・必要な各制度のサービス利用の申請 ・一時帰宅，外泊練習，移乗練習	・医療的ケア上の不安や困っていることについて相談 ・児童の状況をノートなどに記入して活用 ・在宅での緊急時の対応確認
基幹病院	・退院前カンファレンスの開催 ・病状，障害状況，成長発達，今後の方針について説明 ・日常ケア，医療的ケアの指導 ・緊急時，災害時の対応方法の確定 ・かかりつけ医，訪問看護，福祉サービス導入の手配 ・必要な機器・物品などの手配	・定期診察 ・家族の在宅生活での思い，疲労度の把握 ・急病時の受け入れ ・本人および家族の状況について地域医療機関，訪問看護，保健所との情報交換 ・必要時，医療的ケアの見直し
訪問看護	・退院前カンファレンスへの参加 ・本人・家族の状況確認 ・緊急時，災害時の対応方法の確認 ・退院後の支援サービス内容の確認 ・訪問看護計画作成	・在宅での本人の症状，医療的ケア状況，家族の健康状況の報告 ・訪問看護，リハビリテーションについて課題の検討 ・関係機関と在宅生活上の課題について情報交換

3. 成長に合わせた療育

・〔❺　　　　　　〕とは，「治療・教育・リハビリテーション・保育・福祉・社会参
　加に限定されず，障害をもつ子どもが一人ひとりの能力と個性に応じて過ごせる
　ように，家族や周囲が働きかけをしていく包括的な支援」を意味する。

・⑤ を受けることにより，個別や少人数のなかで専門家や友だちと遊んだり学んだりすることで，子どもの心身の発達や豊かな心，考えることなど生きていく力を育んでいく。

・福祉型・医療型児童発達支援センターや療育センターで受けられる。

・子どもの状況や特性に合わせたタイミングで，無理のない範囲で始めるのがよい。主治医，訪問看護師，保健師と相談し，開始する時期を検討することが望ましい。

・在宅でのリハビリテーションは早期に始めることが望ましい。からだの動かし方を伝えて，子どもの成長に合わせたかかわりを学ぶことが重要である。

4. 教育支援

・〔 ⑥   〕とは，「障害のある者が，その能力などを最大限に発達させ，自由な社会に効果的に参加することを可能とするために，障害のある者と障害のない者が〔 ⑦ 共に・別々に 〕学ぶこと」である。

・この考え方は，2006 年に国連総会で採択された「障害者の権利に関する条約」の中に明記されている。

・医療的ケア児は自らの学びの場を，小・中学校における通常の学級，通級による指導，特別支援学級，特別支援学校などから，その発達状況と日常生活能力に合わせて選択する。

・特別支援教育コーディネーターが個別の教育支援計画を立案する。

C 医療的ケア児を支えるケアシステム

1. 社会資源

※ 地域・在宅看護論 p.291-293

・「医療的ケア児の日常生活における支援」として，〔 ❶   〕〔 ❷   〕〔 ❸   〕などのサービス体制がある。

〈「医療的ケア児の日常生活における支援」の一部〉

❶

児童発達支援（障害福祉サービス等）	日常生活上の基本的動作の指導など
医療型児童発達支援（障害福祉サービス等）	日常生活上の基本的動作の指導等の支援と治療
放課後等デイサービス（障害福祉サービス等）	授業の終了後や学校休業日に生活能力向上の訓練などの支援

居宅介護（障害福祉サービス等）	居宅での入浴，食事，通院の介助，生活の相談など

医療	訪問看護（医療保険）	訪問看護師によるケア，日常生活の支援
	訪問診療（医療保険）	かかりつけ医が定期的に診察
	往診（医療保険）	かかりつけ医が急変時に診察

❸

計画相談支援（障害福祉サービス等）	障害福祉サービスの支給決定前に，サービス等利用計画案を作成など
障害児相談支援（障害福祉サービス等）	障害児通所支援の通所給付決定前に，障害児支援利用計画案を作成など

・訪問看護では，定期的に自宅を訪問して，〔 ❹ 　　　　 〕の指示のもと，病状の観察，医療的なケア，医療機器の管理や操作・指導などを行う。

2.地域ケアシステム

・医療的ケア児の地域生活を支えるため，〔 ❺ 　**生活の場・病院内**　〕において，医療や介護のニーズに応えられる基盤を確保し，疾病の予防やその早期発見・早期対応を行えるよう〔 ❻ 　　　　　　　　 〕を構築する。

・〔 ❼ 　　　　　　　　　　　 〕は，保健，医療，福祉，子育て，教育等の必要なサービスを総合的に調整し，医療的ケア児等とその家族に対してサービスを紹介するとともに，関係機関とつなぐ役割を担う。

・子ども本人の意思表示を大切にし，子ども本人の意思が確認できないときは，家族や支援者から情報収集を行う。

・医療サービスは訪問看護・訪問診療などとのチーム連携を考える。

Ⓓ 医療的ケア児への看護

🞔 地域・在宅看護論 p.293-296

1.子どもへの看護

1 ┃ 呼吸を整えるためのケア

・医療的ケア児は，しばしば〔 ❶ 　　　　　 〕を呈する。

・❶ とは，室内気吸入時の動脈血酸素分圧が 60mmHg 以下（おおむね 経皮的動脈血酸素飽和度［SpO_2］が 90％以下），または，それに相当する呼吸障害を呈して呼吸困難の症状をきたす状態である。生命維持のため，気管切開術や人工呼吸器に

よる管理を行う場合もある。

・ ❶ を呈する医療的ケア児は，日中の傾眠傾向や努力呼吸などの症状を生じ，QOL が低下する。

〈医療的ケア児における ❶ の要因〉

> 呼吸中枢の障害，気道狭窄に伴う閉塞性呼吸障害，胸郭可動域の制限，誤嚥や気道分泌物貯留 などが絡み合って起こる

2 | 栄養摂取を調えるためのケア

〈医療的ケア児が〔 ❷   〕に陥りやすい要因〉

> 胃食道逆流（GER）による胃食道逆流症（GERD），消化管通過障害筋緊張，痙攣，体躯変形などの合併による

・摂食・嚥下障害のため，〔 ❸   〕を必要とすることも少なくない。

・ ❷ に起因する弊害を防ぎ，QOL の向上につなげるため，栄養管理では個別の評価と対応が必要となる。

3 | 日常の看護ケア

・医療的ケア児の場合，薬剤（抗痙攣薬，筋弛緩剤など）の影響，運動機能障害による長い臥床状態，食物繊維や水分の不足，自律神経のアンバランスなどのため，〔 ❹   〕になることが多い。

・医療的ケア児自身が，尿意・便意や排泄について伝えることが難しい場合もある。

・排泄ケアでは，発達段階に応じた援助を心がけて，排泄パターンや排泄サインを把握しておくことが望ましい。

・寝たきりのため，トイレ以外の場所で排泄を行う場合は，カーテンやついたてを使用するなど配慮する。

2. 家族への支援

・〔 ❺   〕についての家族の思いを受け止めて，一緒に考えていくなかで，家族の要望を明らかにしていく。

・同じ障害をもつ親どうしの出会いは，悩みや不安を話し，共感的に聞き合うことが〔 ❻ **できる・できない** 〕。

・医療的ケア児について，〔 ❼ **保護者だけ・家族全員** 〕に理解・認識してもらい，子育てと介護に協力してもらうことが重要である。

3. 他職種・地域との連携

・学校との連携においては，1 つのニーズに対して，多職種がかかわることが多いので，目的と情報共有のあり方を明確にする必要がある。

・学校と保護者の連携協力を前提として，原則として〔❽　　　　　　　　〕等を
配置し，主として看護師等が医療的ケアに当たり，教員等がバックアップする体
制が望ましいとされている[29]。

Ⓔ 事例演習：医療的ケア児への地域・在宅看護

1. 事例紹介

1 | 基本情報

▸ 療養者の情報　Hさん，女児，6歳2か月

▸ 自立度　重症度スコア19（準超重症児）

▸ 家族構成　父親，母親，姉，兄，双子の妹の6人家族。母親は関節リウマチ治療
中，夫は家庭の都合に合わせてフレックス勤務。近所に母方の祖父母在住

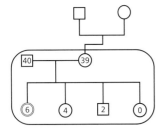

▸ 基本的日常生活動作

食事	排泄	清潔	整容	歩行	階段昇降
経管栄養（ラコール，ミキサー食の併用）	テープ式おむつ	全介助。週3回訪問看護，訪問介護にて入浴	全介助	バギー	しない

▸ 手段的日常生活動作

調理	買物	洗濯	掃除	金銭管理	屋外移動
朝・夕は母親	家族が実施	主に母親	主に母親	家族が実施	車で移動

▸ 既往歴　3歳のときに急性脳症を発症し，夜間発熱。翌朝には痙攣発作が起こり，
意識障害が持続した。A医療センターに入院。慢性呼吸不全状態となり，気管切
開を行う。難治性てんかん。弛緩性四肢麻痺。

▸ 医療処置　人工呼吸器，経管栄養，胃瘻，喀痰吸引，浣腸・摘便，内服管理（抗
てんかん薬）

▸ 主な症状　話をする方向に視線を動かすなどの音への反応がみられる。上肢のみ
上に動く。

▸ サービス利用状況　A療育センターの療育教室（週2回），地域の幼稚園（週3回看
護師の加配），児童発達支援（時々），訪問看護師と訪問看護員による入浴（週3回），
訪問リハビリ（週2回），レスパイト入院（2か月に1回），A療育センター医師（定
期受診），往診医（月1回），夜間は夫が本児と就寝，のサービスを利用している。

１週間の利用状況は，以下のとおりである。

	月	火	水	木	金	土	日
午前	地域の幼稚園	訪問リハビリ	地域の幼稚園	訪問リハビリ	地域の幼稚園		
午後	訪問看護訪問介護（入浴介助）	療育教室	訪問看護訪問介護（入浴介助）	療育教室	訪問看護訪問介護（入浴介助）		

▶**住環境・地域特性**　都市の住宅街，地域の小学校の隣の住宅地。1戸建て。幼稚園へのアクセスも近い。地下鉄駅も近く交通の便も良く，移動は荷物が多いため車移動である。きょうだいが通っていた幼稚園の園長に就園を勧められ，看護師の加配付きで週3回通園している。

2 ｜ 現在の状態・状況

基本的日常生活動作は全介助である。食事は経管栄養（朝：ラコール，昼・夜：家庭の料理）で，水分摂取は状態が良ければ可能である。1日の過ごし方は，9時半に親の送迎で登園。15時訪問看護師と訪問介護員による入浴。自宅ではベッド上で過ごし，幼稚園ではバギーで過ごす。

家族との交流は，きょうだいが本児に積極的に話しかけると反応する。好きなキャラクターや音楽に反応し，視線を向ける。移動はバギーを使用する。排泄はテープ式おむつを使用。意思疎通はイエス，ノーを聞くと手を挙げる。親が行う医療的ケアは，吸引，注入食の準備，内服，摘便，浣腸である。幼稚園では看護師1名が配置されている。園児から刺激を受ける機会が増えており，反応も良くなってきている。福祉サービスとして療育手帳A，障害福祉サービス受給者証（利用限度日数23日）を利用している。小さい頃は2階のリビングで過ごしていたが，階段の昇降が困難になり1階を本児の居住スペースにした。お風呂は住宅改修を行っているため入浴用車いすで入浴可能である。1階にモニターを設置し様子がわかるようにしている。夜間は父親が1階で就寝している。緊急時用のバッテリー，吸引器も完備し，緊急時入院用の準備も行っている。

▶**演習課題**
- 事例に対するアセスメントを以下の項目に沿って考えてみよう。①身体的アセスメント，②心理的アセスメント，③社会的アセスメント，それぞれのポイントをあげてアセスメントしてみよう。
- アセスメントをもとに，①療養者への看護，②家族の看護，③他職種・地域との連携，対象者ごとに看護の展開を方法と留意点に分けて考えてみよう。

IX　地域・在宅看護と複雑困難事例ケア

Ⓐ　複雑困難事例の理解

※ 地域・在宅看護論 p.298-300

・多種多様な健康や生活上の課題が複合している人々を総称して，〔❶　　　　　　〕とよぶことがある。

〈 ❶ を生む背景要因〉

> 「本人の健康・生活課題」「家族の健康・生活課題」「既存の社会資源の不足」
> 「支援者の力量不足」の4つに大別される[30]

・「家族の健康・生活課題」について：80代の親が，50代のひきこもりの子と同
  居して経済的に生活を支えているような，「〔 ❷　　　　　　　〕問題」に該当する
  世帯もある。こうした場合，親が認知症になったことをきっかけに，親子ともに
  支援が必要な対象者として急浮上することがある。

❽ 複雑困難事例を支えるケアシステム

1. 社会資源

> ✖ 地域・在宅看護論 p.300-303

■ 生活困窮者自立支援法

・複雑困難事例の「健康・生活課題」においては，既存の「親子」「高齢者」「障害
  者」のような分野別制度では，十分に対応できない場合がある。また，高齢者・
  障害者世帯に限らず，生活に困窮する生産年齢層（満15歳以上64歳未満の者）が
  近年増えている。

  ➡ 2015（平成27）年に〔 ❶　　　　　　　　　　　　　〕が施行されて，各自治
    体が様々な支援を，包括的・個別的に早期から継続して行うことになった[31]

〈 ❶ の内容〉[31]

> 「相談支援」「就労支援」「多様な就労機会の提供」「居住確保支援」「家計相談
> 支援」「健康支援」「子ども・若者の支援」

■ 重層的支援体制整備事業

・複雑困難事例の「健康・生活課題」に対応するには，対象者の属性や困りごとの
  分野を問わず，広く「地域住民」からの相談として受け止め，継続的支援をする
  ことが必要となる。

  ➡ 社会福祉法に基づき，2021（令和3）年に〔 ❷　　　　　　　　　　　　　〕
    が開始された。各市町村において，あらゆる相談支援機関や関係者が包括的か
    つ継続的な支援体制を構築するため，一体的な支援を行うことになった[32]

〈 ❷ の内容〉[32]

> 「属性を問わない相談支援（包括的な相談支援の体制）」「参加支援」「地域づくり
> に向けた支援」

2. 地域包括ケアシステム

・複雑困難事例の支援では，地域にある様々な関係機関の協力を得て，地域の社会
  資源を組み合わせながら対応していくことが重要となる。

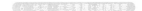

➡ 2005（平成17）年の介護保険法改正において，〔❸

　　　　〕の構築を目指すことが打ち出された。

・2017（平成29）年には，〔❹　　　　　　　　　　　　　〕の市区町村へ

　の設置が努力義務化された[33]。住民の妊娠・出産・子育ての相談に応じるととも

　に，支援プランを策定し，切れ目ない育児支援と虐待予防を目的とする。

・入院医療から地域生活への移行が推進されている精神障害者についても，❸ の

　導入の必要性が議論されている[34]。

3. 地域共生社会と「我が事・丸ごと」の地域づくり

・複雑困難事例の場合，従来の支援方法では十分に支援できない場合がある。

　➡ 厚生労働省は，2016（平成28）年度に〔❺　　　　　　　〕という考え方

　　を打ち出した。

〈 ❹ の考え方〉

> いわゆる行政の縦割りを打破し，支援の支え手や受け手といった関係を超え
> て，地域住民や関係機関が世代や分野を超えて組織横断的につながることに
> より，世帯全体の複雑かつ複合的な健康・生活課題の解決を図ろうとする。

・地域特性や既存の関係機関のつながりを生かした形で，組織横断的に包括的な支
　援体制を構築しようという機運が高まり，実際に各地で体制整備が進められてい
　る[35]。

・複雑困難事例にみられるような多元的な課題をもつ人々が，社会的に排除される
　ことなく，包摂（ほうせつ）される社会やしくみづくりを進めることを〔❻　　　　　　〕
　という。

C 複雑困難事例への看護

🀫 地域・在宅看護論 p.303-305

1. 対象者本人への支援

・対象者本人への支援は，主な健康・生活課題について，次の3つの問いに基づ
　いて情報収集やアセスメントを行ったうえで，支援方法を検討する必要がある。

1. なぜその課題が生じているのか？	課題の背景にある様々な要因を，ひも解きながら，何が根本的な〔❶　　　〕なのかを探る際に役立つ
2. 背景要因どうしは，どのようにつながっているのか？	背景要因の〔❷　　　　〕を検討し，その根深さを把握することに役立つ

3. どの背景要因，もしくは，どこの背景要因どうしのつながりにアプローチすればよいのか？	どこにアプローチすれば，最も〔 ❸　　　　　　　〕な支援が提供できるかを検討するうえで役立つ

2. 家族への支援

・「対象者本人を支援できる力量が，家族にあるかどうか」「対象者本人の支援において，家族はどのような役割を果たせるか」について，適切に見きわめることが重要である。

・複雑困難事例においては，家族も健康・生活課題を抱えていて，対象者本人と同様に支援を要する場合が多々ある。

3. 他職種・地域との連携

・複雑困難事例への支援には多くの関係機関が携わる。

　➡関係機関どうしの情報共有が十分にできていないと，対応がちぐはぐになり，対象者本人や家族との信頼関係にひびが入ってしまうことがある。

　➡各関係機関が得意とするアセスメント領域や支援のアプローチ方法が異なる。

　➡このため，関係機関どうしが一堂に会して調整する〔 ❹　　　　　　　〕を開催することがある。

〈❹の内容〉

　・対象者本人とその家族に関する「情報の共有」「短期的・中長期的な支援目標の立案」「具体的な支援方法と関係機関の役割分担」について協議・検討する

　・対象者本人とその家族が，住み慣れた地域で，できるだけ長く自立生活を送ることができるように，関係機関どうしが建設的な意見交換を行う

Ⓓ 事例演習：複雑困難事例への看護

1. 事例紹介

1 ｜ 基本情報

▶ 療養者の情報　Ｉさん，男性，68歳

▶ 主疾患　糖尿病（高血圧のためかかりつけ医の指示で内服治療していたが，現在中断している）。

▶ 自立度　要介護認定は受けていない。

▶ 家族構成　両親と長兄は既に他界しており，頼れる親族はいない。25歳のときに結婚したが，本人の酒癖の悪さと妻への暴力が理由で30歳のときに離婚した。長男が1人いたが妻が親権を取得して養育しており，離婚後の交流はなく，独居である。

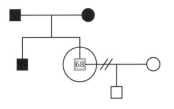

▸ 基本的日常生活動作

食事	排泄	清潔	整容	歩行	階段昇降
可	可	問題あり	問題あり	可	可

▸ 手段的日常生活動作

調理	買物	洗濯	掃除	金銭管理	屋外移動
不可	可	不可	不可	可	可

▸ 既往歴　50 歳頃に会社の健康診断で糖尿病，高血圧と診断されたが，自覚症状が乏しいため治療せずに放置している。60 歳の定年後も非常勤嘱託員として元の職場で勤務していた。退職後の 65 歳のときに近所のスーパーで突然倒れ，救急搬送されたエピソードがある。搬送先の病院で糖尿病と高血圧の悪化が倒れた原因と診断され，内服治療が開始された。しかし，本人は内服や通院を「面倒だ」と感じており，倒れてから 1 か月も経たない間に治療を中断した。仕事を退職してから日課がなくなったことも影響し，酒量が増加している。食事を作ることも面倒なので，近所のスーパーで購入したミックスナッツや冷ややっこ，漬物などのおつまみを食べながら，朝から晩まで缶チューハイやハイボールを連続飲酒している。

▸ 医療処置　特になし。

▸ 主な症状　身体症状としては，糖尿病悪化による口渇が顕著で，高血圧の悪化が原因と思われる頭痛が頻繁に発生している。アルコール多飲により振戦がある。挨拶などの日常会話はかろうじて成立するが，細かい事実関係の確認は困難で，保健・福祉の専門職とのコミュニケーションは取りづらい。

▸ サービス利用状況　現在のところサービス利用はなし。

▸ 住環境・地域特性　本人は公営住宅の 1 階で生活している。古くから住み続けている住民が多いため，公営住宅の住民同士は顔見知りである。

2 ｜ 現在の状態・状況

最近，近所のごみ集積所にごみとして出された古新聞・古雑誌・段ボールを，本人が自宅に頻繁に持ち帰る姿が近隣住民に頻繁に目撃されるようになった。この地域では資源ごみの回収量に応じてリサイクル会社から費用が支払われ，それを自治会費の補填に使っている。このため，資源ごみの回収量が減ると自治会費の収入減につながることになる。このため自治会長が「資源ごみの持ち帰りは，町内会としても非常に困るので止めてほしい」と本人に再三注意している。しかし，本人は全

く聞く耳を持たず，古新聞・古雑誌・段ボールを収集するたび，同じ行動を続けている。

　本人の自宅内に保管しきれなくなった古新聞・古雑誌・段ボールが，集合住宅の廊下にまであふれて山積みされるようになり，住民が廊下を通行する際の妨げになっている。また，古紙の隙間からゴキブリなどの害虫が大量に発生していることもあり，同じ公営住宅の住民から住宅管理部門の担当者に苦情が殺到している。本人は現役時代には仕事一筋であったため，地域の行事に参加することはほぼ皆無であり，近隣住民のなかに親しい知人はいない。また，妻との離婚のきっかけは，本人の妻に対する暴力・暴言について近隣住民から警察官へ通報したことが引き金となっているため，近隣住民のことを敵視しており，自分に関わってほしくないと考えている。本人への対応に苦慮した集合住宅の住民と自治会長が，地域包括支援センターに電話で相談してきた。

演習課題

- 事例に対するアセスメントを以下の項目に沿って考えてみよう。①身体的アセスメント，②心理的アセスメント，③社会的アセスメント，それぞれのポイントをあげてアセスメントしてみよう。
- アセスメントをもとに，①療養者への看護，②家族の看護，③他職種・地域との連携，対象者ごとに看護の展開を方法と留意点に分けて考えてみよう。

文献
1) 長江弘子編：看護実践にいかす エンド・オブ・ライフケア，第2版，日本看護協会出版会，2018，p.62.
2) WHO Health topics/Palliative care.
　https://www.who.int/health-topics/palliative-care（最終アクセス日：2022/9/8）
3) 厚生労働省：人生の最終段階における医療・ケアの決定プロセスに関するガイドライン，2018.
　https://www.mhlw.go.jp/file/04-Houdouhappyou-10802000-Iseikyoku-Shidouka/0000197701.pdf（最終アクセス日：2022/9/8）
4) 厚生労働省：令和元年度 衛生行政報告例.
5) 厚生労働統計協会編：国民衛生の動向 2019/2020，厚生労働統計協会，2019，p.170-176.
6) 日本糖尿病学会：高齢者糖尿病の血糖コントロール目標について，2016. http://www.jds.or.jp/modules/important/index.php?content_id=66（最終アクセス日：2022/9/8）
7) 日本呼吸器学会 COPD ガイドライン第5版制作委員会編：COPD（慢性閉塞性肺疾患）診断と治療のためのガイドライン 2018，第5版，メディカルレビュー社，2018.
8) 厚生労働省：令和元年（2019）人口動態統計（確定数）の概況.
　https://www.mhlw.go.jp/toukei/saikin/hw/jinkou/kakutei19/index.html（最終アクセス日：2022/9/8）
9) E. J. Clark, E. L. Stovall. : Advocacy : the cornerstone of cancer survivorship. Cancer Pract. 4（5）: p.239-244, 1996.
10) 日本緩和医療学会ガイドライン統括委員会編集：がん疼痛の薬物療法に関するガイドライン，2020年版，金原出版，2020.
11) 日本リハビリテーション病院・施設協会：地域リハビリテーション 定義・推進課題・活動指針. https://www.rehakyoh.jp/teigi.html（最終アクセス日：2022/9/8）
12) 厚生労働省 介護予防マニュアル改訂委員会：介護予防マニュアル，改訂版，2012年.
　https://www.mhlw.go.jp/topics/2009/05/tp0501-1.html（最終アクセス日：2022/9/8）
13) Clegg A., et al.: Frailty in elderly people. The Lancet, 381（9868）: p.752-762, 2013.
14) L. Ferrucci, et al.: Biomarkers of frailty in older persons. J Endocrinol Invest., 25（10 Suppl）: p.10-15, 2002.
15) G. Abellan van Kan, et al.: The I.A.N.A Task Force on frailty assessment of older people

in clinical practice. J Nutr Health Aging., 12（1）：p.29-37, 2008.

16）L. P. Fried, et al.: Frailty in older adults: evidence for a phenotype. J Gerontol A Biol Sci Med Sci., 56（3）：M146-156, 2001.

17）鳥羽研二執筆：老年症候群とは〈日本老年医学会編集：老年医学系統講義テキスト，西村書店，2013, p.92.〉

18）M. E. Tinetti, et al.: Risk factors for falls among elderly persons living in the community. N Engl J Med., 319（26）：p.1701-1707, 1988.

19）J. Bollwein et al.: Nutritional status according to the mini nutritional assessment（MNA®）and frailty in community dwelling older persons; a close relationship. J Nutr Health Aging., 17（4）：p.351-356, 2013.

20）葛谷雅文執筆：栄養不良〈鳥羽研二編著：高齢者の生活機能の総合的評価，新興医学出版社，2010, p.109-114.〉

21）M. G. Murray, et al.: Attitudes of case managers toward people with serious mental illness. Community Ment Health J., 35（6）：p.505-514, 1999.

22）伊藤正男他編：医学書院 医学大辞典，第2版，医学書院，2009, p.1982.

23）兼田康宏著：認知機能障害の臨床的問題点について，精神医学，57（9），2015, p.697-702.

24）M. F. Green, et al. : Neurocognitive deficits and functional outcome in schizophrenia; are we measuring the "right stuff"?. Schizophr Bull., 26（1）：p.119-136, 2000.

25）David L. Penn, et al. : Social cognition in schizophrenia; an overview. Schizophr Bull., 34（3）：p.408-411, 2008.

26）厚生労働省：障害のある人に対する相談支援について．
http://www.mhlw.go.jp/bunya/shougaihoken/service/soudan.html（最終アクセス日：2022/9/8）

27）厚生労働省：平成27年度 障害者支援状況等調査研究事業報告書，在宅医療ケアが必要な子どもに関する調査．
https://www.mhlw.go.jp/file/06-Seisakujouhou-12200000-Shakaiengokyokushougaihokenfukushibu/0000130383.pdf（最終アクセス日：2022/9/8）

28）厚生労働省：医療的ケア児等の支援に係る施策の動向．
https://www.mhlw.go.jp/content/10800000/000584473.pdf（最終アクセス日：2022/9/8）

29）文部科学省：特別支援学校等における医療的ケアへの今後の対応について．
https://www.mext.go.jp/b_menu/shingi/chousa/shotou/087/houkoku/1314048.htm（最終アクセス日：2022/9/8）

30）吉岡京子編著，吉永陽子・伊波真理雄著：スーパーバイズでお悩み解決！ 地域における支援困難事例15，医学書院，2016.

31）厚生労働省 社会保障審議会：生活困窮者の生活支援の在り方に関する特別部会 報告書．
https://www.mhlw.go.jp/content/000362588.pdf（最終アクセス日：2022/9/8）

32）厚生労働省：重層的支援体制整備事業について．
https://www.mhlw.go.jp/kyouseisyakaiportal/jigyou/（最終アクセス日：2022/9/8）

33）厚生労働省：子育て世代包括支援センター業務ガイドライン．
https://www.mhlw.go.jp/file/06-Seisakujouhou-11900000-Koyoukintoujidoukateikyoku/kosodatesedaigaidorain.pdf（最終アクセス日：2022/9/8）

34）厚生労働省：精神障害にも対応した地域包括ケアシステム構築支援情報ポータル．
https://www.mhlw-houkatsucare-ikou.jp/ref.html（最終アクセス日：2022/9/8）

35）厚生労働省：「地域共生社会」の実現に向けて．
https://www.mhlw.go.jp/stf/seisakunitsuite/bunya/0000184346.html（最終アクセス日：2022/9/8）

参考文献

・K. K. キューブラ他著，鳥羽研二監訳：エンドオブライフ・ケア；終末期の臨床指針，医学書院，2004.

・石垣和子・金川克子監修，山本則子編：高齢者訪問看護の質指標；ベストプラクティスを目指して，日本看護協会出版会，2008.

・伊藤利之・鎌倉矩子監修，水落和也他編集：ADLとその周辺；評価・指導・介護の実際，第3版，医学書院，2016.

・梅田恵他編著：事例で理解する最新緩和ケア；ELNEC-J指導者が紹介する学習が生かされた事例集，看護の科学社，2015.

・大阪障害者センター・ICFを用いた個別支援計画査定プログラム開発検討会編：本人主体の

「個別支援計画」ワークブック；ICF 活用のすすめ，かもがわ出版，2014.
・大阪府：高度専門 5 病院における小児在宅移行支援体制整備事業「大阪発～こないするねん！小児在宅医療移行支援 / みんなで，はじめの一歩を踏み出そう！」
https://www.pref.osaka.lg.jp/attach/41674/00000000/shounizaitakuikousien.pdf（最終アクセス日：2022/9/8）
・大沼直樹著：重度・重複障害のある子どもの理解と支援；基礎・原理・方法・実際，明治図書出版，2009.
・岡田喜篤監修，井合瑞江他編：重症心身障害療育マニュアル，新版，医歯薬出版，2015.
・落合三枝子編著：島田療育センター 重症心身障害児者の療育 & 日中活動マニュアル；"豊かな暮らし"をつくり出す，日総研出版，2019.
・柏木哲夫・今中孝信監修：総合診療ブックス 死をみとる 1 週間，医学書院，2002.
・梶原厚子編著：子どもが元気になる在宅ケア，南山堂，2017.
・金川克子監修，田高悦子・河野あゆみ編著：老年症候群別 看護ケア関連図 & ケアプロトコル，中央法規出版，2008.
・金川克子編：最新高齢者看護プラクティス 地域・在宅における高齢者への看護，中央法規出版，2005.
・川村佐和子監修，中山優季編集：難病看護の基礎と実践；すべての看護の原点として，桐書房，2014.
・岸恵美子編集代表，小宮山恵美他編集：セルフ・ネグレクトの人への支援：ゴミ屋敷・サービス拒否・孤立事例への対応と予防，中央法規出版，2015.
・北住映二・口分田政夫・西藤武美編集：重症心身障害児・者 診療・看護ケア実践マニュアル，診断と治療社，2015.
・倉田慶子・市原真穂・仁宮真紀編著：重症心身障害児の看護計画；ライフステージにそった乳幼児期から成人期まで，へるす出版，2017.
・倉田慶子・樋口和郎・麻生幸三郎編集：重症心身障害児の看護；出生前の家族支援から緩和ケアまで，へるす出版，2016.
・厚生労働省：医療的ケア児等の支援に係る施策の動向.
https://www.mhlw.go.jp/content/10800000/000584473.pdf（最終アクセス日：2022/9/8）
・厚生労働省：医療的ケア児について.
https://www.mhlw.go.jp/file/06-Seisakujouhou-12200000-Shakaiengokyokushougaihokenfukushibu/0000118079.pdf（最終アクセス日：2022/9/8）
・厚生労働省：重症心身障害児者等コーディネーター育成研修テキスト.
https://www.mhlw.go.jp/stf/seisakunitsuite/bunya/0000123659.html（最終アクセス日：2022/9/8）
・厚生労働省：市町村・都道府県における高齢者虐待への対応と養護者支援について（平成30 年 3 月改訂）.
https://www.mhlw.go.jp/stf/seisakunitsuite/bunya/0000200478.html（最終アクセス日：2022/9/8）
・厚生労働省：認知症施策推進総合戦略（新オレンジプラン）；認知症高齢者等にやさしい地域づくりに向けて（概略）.
https://www.mhlw.go.jp/file/06-Seisakujouhou-12300000-Roukenkyoku/nop1-2_3.pdf（最終アクセス日：2022/9/8）
・児玉和夫監修，小川勝彦著：重症心身障害児・者医療ハンドブック，第 2 版，三学出版，2014.
・坂口しおり著：障害の重い子どもの評価と支援；コミュニケーション支援の実践から，ジダイ社，2019.
・佐藤禮子監修，浅野美知恵編集：絵でみるターミナルケア；人生の最期を豊かに生き抜く人へのかぎりない援助，改訂版，学研メディカル秀潤社，2015.
・島田裕之編：フレイルの予防とリハビリテーション，医歯薬出版，2015.
・末光茂・大塚晃監修：医療的ケア児等コーディネーター養成研修テキスト，中央法規出版，2017.
・鈴木康之・舟橋満寿子編集：新生児医療から療育支援へ；すべてのいのちを育むために，インターメディカ，2019.
・全国国民健康保険診療施設協議会：新しい総合事業（地域リハビリテーション活動支援事業）にリハビリ専門職の技術を活かすためのメニューリスト及び参考事例集．https://www.kokushinkyo.or.jp/Portals/0/Report-houkokusyo/H25/H25 リハビリ_パンフレット.pdf（最終アクセス日：2022/9/8）
・田中道子・前田浩利編著：小児・重症児者の訪問看護，中央法規出版，2015.

・田村正徳監修，梶原厚子編著：在宅医療が必要な子どものための図解ケアテキストQ&A，メディカ出版，2017.
・地域包括支援センター運営マニュアル検討委員会編集：地域包括支援センター運営マニュアル；さらなる地域包括ケアの推進と地域共生社会の実現に向けて，2訂，長寿社会開発センター，2018.
・辻一郎監修，三菱総合研究所ヒューマン・ケア研究グループ編：実践事例で学ぶ 介護予防ケアマネジメントガイドブック，中央法規出版，2007.
・南條浩輝・岩井るり子著：小児在宅医療実践の手引き；病院と在宅の"連携・協働"，日総研出版，2015.
・日本ALS協会編：新ALSケアブック；筋萎縮性側索硬化症療養の手引き，第2版，川島書店，2013.
・日本在宅ケア学会編：子どもを支える在宅ケア〈在宅ケア学 第4巻〉，ワールドプランニング，2015.
・日本訪問看護財団：在宅認知症者のステージごとの生活障害と行動・心理症状に応じたケアガイドの開発 調査研究事業報告書（2014）.
https://www.mhlw.go.jp/seisakunitsuite/bunya/hukushi_kaigo/kaigo_koureisha/topics/dl/130705-2/2-20.pdf（最終アクセス日：2022/9/8）
・日本社会福祉士会著：市町村・地域包括支援センター・都道府県のための養護者による高齢者虐待対応の手引き，中央法規出版，2011.
・日本社会福祉士会著：市町村・都道府県のための養介護施設従事者等による高齢者虐待対応の手引き，中央法規出版，2012.
・日本神経学会監修，「認知症疾患診療ガイドライン」作成委員会編集：認知症疾患診療ガイドライン2017，医学書院，2017.
・日本訪問看護財団監修，田中道子・前田浩利編著：Q&Aと事例でわかる訪問看護 小児・重症児者の訪問看護，中央法規出版，2015.
・認知症介護研究・研修東京センター他監修：認知症介護実践研修テキストシリーズ3 図表で学ぶ認知症の基礎知識，中央法規出版，2008.
・羽鳥麗子著：重症心身障害児，小児科臨床，72（4），2019，p.567-572.
・平澤秀人著：図説 認知症高齢者の心がわかる本，講談社，2010.
・本田彰子著：難病を患う療養者の理解と在宅看護のポイント〈上野まり他編集：家族看護を基盤とした在宅看護論1.概論編，第3版，日本看護協会出版会，2014〉
・前田浩利監修，岡野恵里香編著：病気をもつ子どもと家族のための「おうちで暮らす」ガイドブックQ&A，メディカ出版，2016.
・八代博子編著，鈴木康之・舟橋満寿子監修：写真でわかる 重症心身障害児〈者〉のケアアドバンス；人としての尊厳を守る療育の実践のために，インターメディカ，2017.
・山田雅子代表編，小野若菜子編著：こんなときどうする? 在宅看護Q＆A；小児から高齢者まで，メディカ出版，2015.
・八代博子編著，鈴木康之・舟橋満寿子監修：写真でわかる重症心身障害児（者）のケアアドバンス；人としての尊厳を守る療育の実践のために，インターメディカ，2017.
・前田浩利・戸谷剛・石渡久子著：医療的ケア児・者在宅医療マニュアル，南山堂，2020.

第 7 章 地域・在宅看護の援助技術・技法

Ⅰ 生活を支えるコミュニケーション技術

Ⓐ 家庭訪問

※ 地域・在宅看護論 p.312-315

・家庭訪問の目的は，対象者の生活の場である家に出向き，対象者・家族の〔 **❶**   〕や〔 **❷**   〕を理解し，対象者の有する能力に応じて自立した生活を営むことができるよう，援助することである。

1. 訪問の準備

1 | 事前情報の確認をする

・訪問前に対象者の情報収集を行う。

訪問	情報収集源	把握する内容
〔 **❸** 初回訪問・継続訪問 〕の場合	主治医，居宅介護支援事業所などの関係職種からの記録，本人・家族からの聞き取り	基本情報（氏名，性別，年齢，家族構成など），診断名，病歴，日常生活動作など
〔 **❹** 初回訪問・継続訪問 〕の場合	訪問記録	これまでの経過，健康状態など

2 | 目的を明らかにする

・事前に得られた情報をもとにアセスメントし，〔 **❺**   〕を明確にする。

3 | 訪問の約束をする

・対象者に連絡し，訪問の約束をする。

・所属先，氏名，**❺** を伝え，訪問日時を〔 **❻** **相談する・看護師の都合で決める** 〕。

4 | 訪問する家の場所や経路の確認をする

・訪問する家までの交通手段，道順を決定する。

・場合によっては，事業所の名前のついた車を使用しないなどの配慮が必要で〔 **❼** **ある・ない** 〕。

5 | 「訪問かばん」に必要物品を準備する

・対象者の状況を予測し，清潔にすべきものを分けたうえで，取り出しやすいように整理整頓して入れる (図 7-1)。

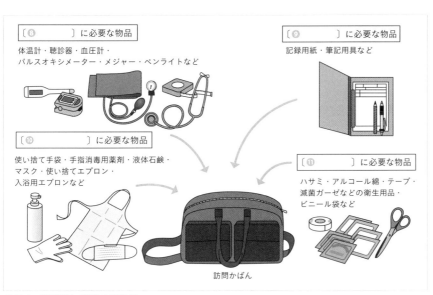

〔⑧　　　　　〕に必要な物品

体温計・聴診器・血圧計・
パルスオキシメーター・メジャー・ペンライトなど

〔⑨　　　　　〕に必要な物品

記録用紙・筆記用具など

〔⑩　　　　　〕に必要な物品

使い捨て手袋・手指消毒用薬剤・液体石鹸・
マスク・使い捨てエプロン・
入浴用エプロンなど

〔⑪　　　　　〕に必要な物品

ハサミ・アルコール綿・テープ・
滅菌ガーゼなどの衛生用品・
ビニール袋など

訪問かばん

図7-1　訪問時に用意する物品

2. 訪問の実際

実施施設	対象者	訪問実施者	内容
〔⑫　　地域包括支援センター・訪問看護ステーション　〕	介護予防を必要とする高齢者や認知症高齢者	ケアマネジャー，社会福祉士，保健師または看護師など	相談援助やケアマネジメント・権利擁護など
〔⑬　　地域包括支援センター・訪問看護ステーション　〕	疾病や障害がありながら療養する者（乳幼児〜高齢者まで年齢制限なし）	訪問看護師	主治医が作成する「訪問看護指示書」に基づいた医療処置や看護ケア

3. 訪問時の留意点

・病棟と同様にスタンダードプリコーションの徹底など，在宅における〔⑭
　　　　　〕に留意する。
・信頼関係の構築のためにも，訪問時の身なりやマナーといった〔⑮
　　　　　〕に十分配慮する。

B 面接・相談技術

✕ 地域・在宅看護論 p.315-317

1. 面接技術（対象者・家族との信頼関係を形成するための技術）

・「バイスティックの7原則」（表7-1)[1] は，対人援助にかかわる援助職の態度である。

表7-1 バイスティックの7原則

1. 〔❶　　　　　　　〕の原則：対象者・家族のもつ価値観を尊重する。
2. 意図的な〔❷　　　　　　　　　　〕の原則：対象者・家族が意図的に感情表現できるようにする。
3. 〔❸　　　　　　〕された情緒関与の原則：自分の感情を自覚し，コントロールする。
4. 〔❹　　　　　〕の原則：対象者・家族の行動・態度をありのまま受け止める。
5. 〔❺　　　　　　　　　　〕の原則：自分の価値観・倫理観のみで，対象者や家族の行動の善悪を判断しない。
6. 〔❻　　　　　　　〕の原則：対象者・家族の自己決定を促し，否定しない。
7. 〔❼　　　　　　　〕の原則：対象者・家族のプライバシーを保護し，守秘義務を守る。

❶
❷
❸
❹
❺
❻
❼

・地域で生活する対象者・家族との信頼関係を形成するための面接技術として，次の4つをあげる。

1 対象者と家族のもつ価値観を尊重し，ありのままを受け止める

・看護師は，対象者と家族の思いや苦痛を〔❽　審判し・受け止め　〕，話してくれたことのお礼を言う。

2 対象者と家族が感情表現できるようにする

・看護師は，対象者と家族がポジティブあるいはネガティブな感情を，自由に表現〔❾　できる・できない　〕雰囲気をつくる。

3 誠実な態度をとる

・対象者と家族がもつ課題は，〔❿　共に・対象者と家族だけで　〕考えていくことを伝える。

4 プライバシーを保護し秘密を保持する

・プライバシーを保護し，得た情報を他に漏らさないことが，信頼関係に〔⓫　つながる・つながらない　〕。

2. 相談技術

・看護師は，対象者と家族が不安や疑問を軽減でき，〔⓬　自己決定できる・看護師の決定に従う　〕ように支援することが大切である。
・対象者と家族への相談援助として，次の4つをあげる[2]。

1 対象者と家族の悩みを引き出す

・看護師は訪問中，余裕の〔⓭　ある・ない　〕態度を心がけて，悩んでいる内容や根底にある感情を引き出す。

2 解決のための情報提供をする

・提示する情報は，看護師が適切と思う内容〔⓮　だけにして・だけでなく　〕，

いくつかの選択肢がもてるようにする。

3 ┃ 対象者と家族が，自ら解決策を見出せるように見守る

・看護師は〔⑮　**待つ・指導する**　〕姿勢をもち，対象者と家族が納得のいく形で解決策を見つけられるようにする。

4 ┃ 対象者と家族が決定したことを支持する

・看護師は，対象者と家族が出した結論を〔⑯　**支持・否定**　〕することを伝え，それが実践しやすいように支援する。結論に問題がある場合は，批判せず，再考できるように情報提供を行う。

Ⓒ 教育技術

> ⊗ 地域・在宅看護論 p.317-318

・地域で生活する対象者は，高血圧や心疾患などの慢性疾患をもちながら療養している人が多い。これらの疾患のコントロールには〔❶　　　　〕改善を必要とする。

・家族への教育を行う頻度の高い介護技術・医療処置として，〔❷　　　　〕交換，食事介助，〔❸　　　　〕からの注入，喀痰吸引，褥瘡ケアなどがある。

Ⓓ 他職種とのコミュニケーション

> ⊗ 地域・在宅看護論 p.318-319

・各職種は異なる専門性と教育背景をもち，使用する専門用語も違い，所属する事業所も別々なので，コミュニケーションのギャップが生じ〔❶　**にくい・やすい**　〕。

〈**看護師が行うべき「他職種とのコミュニケーション」**〉

医師に対して	対象者の病状を報告し，必要な〔❷　　　　〕を仰いだり，往診を〔❸　　　　〕したりする
介護支援専門員（ケアマネジャー）に対して	要介護者の状態に応じて，看護師として専門的立場からサービス内容や回数の変更を〔❹　**提案・指示**　〕
介護職員に対して	専門用語を具体的でわかりやすい言葉に言い換える。その際は，介護職員が理解したうえで行動できるように〔❺　**具体的・抽象的**　〕に伝えることを意識する

Ⓔ ICTによるコミュニケーション

> ⊗ 地域・在宅看護論 p.319-320

・在宅ケア関連施設において，〔❶　　　　〕（情報通信技術）の活用が，近年進んで

いる。

- 訪問看護ステーションでは，〔❷　**紙カルテ・電子カルテ**　〕の導入や，スマートフォン・タブレットなどモバイル端末の使用によって，〔❸　**紙カルテ・電子カルテ**　〕を持ち運ぶことなく，対象者の情報確認や看護師どうしの情報・画像共有ができる。
- 情報漏洩防止などの〔❹　　　　　　　〕対策に注意を要する[3]。
- 個人情報の取り扱いについては，「誰と，いつ，どのような内容を，どのようにして〔❺　　　　〕するのか」について，対象者に説明したうえで同意を得る。

Ⅱ　生活を支える地域づくりの技法

Ⓐ　ケア会議の進め方

地域・在宅看護論 p.320-322

1. ケア会議の機能

- ケア会議では各職種の立場から，地域の課題に対して解決策を見出す〔❶　　　　　　　　　〕や，対象者個人のケアプラン変更時などに開催する〔❷　　　　　　　　　〕がある。

〈ケア会議の機能〉

情報共有	情報共有によって，会議参加者の対象への理解が〔❸　**共通・別々**　〕になり，組織間連携を図ることができる
課題の共通認識	〔❹　**一人の・様々な**　〕立場から見た対象の姿について話し合うことで，背景にある課題まで掘り下げて共通認識をもつことができる
アプローチと役割分担	「全体の〔❺　　　　　〕」を決定したうえで，各職種の役割と介入内容について共通認識をもって対応することができる
評価と再アセスメント	「全体の❺」に則り，各職種・各組織が対応するなかで，目標の到達状況についての評価結果を，再度アセスメントしたうえで，今後の「全体の❺」を決定する

2. ケア会議のプロセス

1 ｜ 招集

地域ケア会議	〔❻　　　　　　　　　　　　　　　〕または〔❼　　　　　　　〕が招集する

サービス担当者会議	療養者を担当する〔❽　　　　　〕が招集する

2 ｜ 準備

・地域の課題や対象者の課題について，参加者が〔❾　**共通・個別**　〕理解できるような資料作成を行う。

3 ｜ 実施

・会議の目的を参加者一同が〔❿　**共有する・共有しない**　〕ため，議題や検討事項，会議時間などをあらかじめ明確にして伝えて〔⓫　**おく・おかない**　〕。

4 ｜ フィードバック

〈関係者や住民に対して,経過をフィードバックする事項〉

> ・検討した地域の課題を解決に導くための〔⓬　　　　　　〕が構築されているか
>
> ・〔⓭　　　　〕自身が解決に向けて，どのくらい参加しようとしているか

5 ｜ 会議中の心得

・看護職として，対象者の〔⓮　　　　　　〕として，あるいは〔⓯　　　　　　〕としての役割を果たす。

6 ｜ 参加時の心得

・参加者の個人的興味の〔⓰　**あるものに限り・あるなしに関係なく**　〕，議題について真摯（しんし）に検討する姿勢をもち，各機関ででき得る最大限のかかわり方は何かを常に考える。

Ⓑ 住民への啓発の技法

⊗ 地域・在宅看護論 p.323-326

・地域住民への啓発活動に用いられる技法として健康教育がある。

健康教育の目的・形態

〈目的〉[4]

〔❶　　　　　〕の習得・理解／〔❷　　　　　　〕の変容／〔❸　　　　　〕の変容

〈主な形態〉[5]

・〔❹　**個別・全体**　〕的な働きかけ・教育・指導（健康相談など）
・〔❺　　　　　　　〕が中心の集会（会議など）
・一方交通的な集会（講演会など）

・その健康教育の〔❻　　　　　〕と〔❼　　　　　　〕に合致する対象者を設定する（例：住民向けなのか，民生委員向けなのか）。

・住民向けの場合は，適切な知識を得ることで，住民自身が QOL を維持向上でき

る可能性のあるものを〔❽ **含めて・含めずに** 〕考えるとよい。

健康教育の実施技法

技法	内容
〔❾ 〕	少人数のグループで生じる力動的相互作用。相互に癒し合い，学び合い，新しい活動に向かう意思が生じて，グループの意思決定や態度変容に影響を与える
〔❿ 〕	対等な関係である仲間（ピア）に対して，情報や教育を提供する。メッセージが伝わりやすい
〔⓫ 〕	メンバーが自由奔放に意見を出し合うことで，短時間に大量の様々なアイデアを得られる

健康教育の評価技法

技法	内容
〔⓬ 〕評価	健康教育の目的がきちんと果たされて，期待した成果が得られたか，終了後のアンケートなどで評価する
〔⓭ 〕評価	健康教育の過程で，対象者が効果的に学べる計画だったかを評価する（参加者の人数や満足度は適切だったかなど）
〔⓮ 〕評価	健康教育を設定した場が適切だったか，実施媒体や方法に問題がなかったかを評価する

C 住民組織・ボランティアとの協働

〔 地域・在宅看護論 p.326-327 〕

〈協働の方法〉

住民組織との協働	地域住民を巻き込んだ取り組み。例：〔❶　　　　　　　〕への住民参加，住民組織の協力を得た〔❷　　　　　　〕の企画など
ボランティアとの協働	ボランティア団体の〔❸　　　　　〕や〔❹　　　　　　〕によって，持続可能な活動を目指す

Ⅲ　生活を支える技術と医療ケア

Ⓐ　食事・栄養の援助

〔 地域・在宅看護論 p.327-338 〕

1. 食事・栄養の援助の基本

・療養者の栄養摂取方法では，〔❶　　　　　　　〕〔❷　　　　　　　　　〕〔❸　　　　　　　　　〕などが選択される。

〈地域・在宅看護における食事・栄養面の重要事項〉

・❶ができなくなり，低栄養が疑われる状態になる過程では，咀嚼（そしゃく）・嚥下（えんげ）機能の低下を少しでも防ぐ

・咀嚼・嚥下機能は維持できているか，また，これらの機能低下により❶が危険を伴うおそれはないか，きちんと見極める

・❶が難しくなり，新たな栄養摂取の手段として❷や❸が選択された場合は，療養者や家族が問題なく管理できるよう支援する

食事のアセスメント

・療養者の「食事を摂取する」「買い物をする」「食事の準備をする」という動作を，アセスメントする。

・嚥下機能低下のため，適切に嚥下できない場合は，〔❹　　　　　　　〕などを引き起こし，生命の危機につながるおそれがある。

➡〔❺　　　　　　　〕と〔❻　　　　　　　　　〕のアセスメントも必要である。

栄養のアセスメント

・居宅では食事内容は療養者や家族が考えて準備する。そのため，食事内容が嗜好によって偏（かたよ）っている，あるいは，摂取量が少なすぎる・多すぎるなど不適切な場合，〔❼　　　　　　　〕が生じる可能性がある。

➡看護師は，食事内容が療養者にとって適切なものかどうかアセスメントする。

2. 経口摂取

・在宅看護では介護者に対して，適切な援助の指導を行うなどの教育が重要になる。

・食事はできる限り，❶ができるように援助する。

・低栄養の状態にあるが，食事摂取量がなかなか増加しない場合は，〔❽　　　　　　　〕などの活用も検討する。

3. 経管栄養法

・経口摂取量が少ない場合や，嚥下機能が低下して経口摂取が難しい場合などは，低栄養となることが考えられる。

➡必要と判断されたときは，医師の指示のもとで，❷による栄養摂取を行う。

・❷には〔❾　　　　　　　　〕に加えて，〔❿　　　　　　　　　　〕がある。

・〔 ⑪　　　　　　　 〕を，鼻腔から咽頭，食道を経て胃まで挿入して固定し，留
　置しておき，必要時に栄養剤を注入する栄養法である。
・⑪ の交換は，療養者の居宅で〔 ⑫　　　　　　 〕が実施する。
・経鼻経管栄養法を終了するときは ⑪ を抜去する。

〈注意点と主な対処法〉

注意点	・⑪ を鼻腔から胃まで留置するため，不快感や違和感による 　ストレスが生じやすい ・⑪ を固定するためのテープ貼付部分や，⑪ の当たる部分に 　皮膚障害が生じることがある
主な対処法	・なるべく柔らかい ⑪ を使用する ・場合により，⑪ の一時抜去について医師と相談する ・テープの貼付箇所を毎日変える

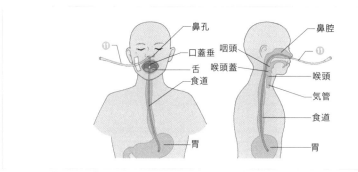

図 7-2　**経鼻経管栄養法**

▸ 胃瘻栄養法（経皮経管栄養法の一つ）（図7-3）

・入院して，〔 ⑬　　　　　　　　　　　 〕（PEG）の実施によって胃瘻を造設
　することが多い。

〈胃瘻カテーテルの種類（下記の組み合わせにより計4種類）〉

体内の部分（ストッパー）	〔 ⑭　　　　　 〕型とバンパー型の 2 種類
体外の部分	〔 ⑮　　　　　 〕タイプとボタンタイプの 2 種類

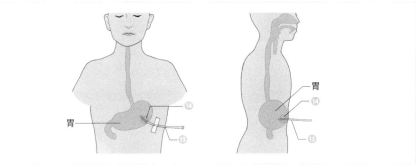

図7-3　胃瘻栄養法（ ⑭ 型・ ⑮ タイプ）

▶ ｜経管栄養法｜に対する看護

・経管栄養法では，日常的な管理を家族が行うことが多い。

　➡適切に行えているかどうか，療養者と介護者の理解や手技の状況について，

　〔 ⑯　　**確認して・自主性に任せて**　 〕指導することが大切である。

4. 中心静脈栄養法（TPN）

・中心静脈にカテーテルを留置し，高カロリーの輸液剤を注入する栄養法である。

対象	消化機能が低下し，栄養剤を注入しても消化できず，栄養摂取が難しい療養者
導入	・必要かどうかの判断は医師が行う ・療養者と家族への十分な説明を経て，療養者と家族が理解し決定したうえで導入する ・療養者や家族による管理が可能かどうかも，導入の決定要因となる

・在宅で中心静脈栄養法（TPN）を実施することを〔 ⑰

　　　　　 〕という。

▶ 体外式カテーテル（図7-4）

・体外から経皮的にカテーテルを〔 ⑱　　　　　 〕に穿刺して，カテーテルを大静
脈内に留置する方法である。

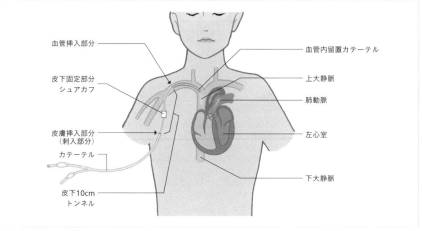

血管挿入部分

皮下固定部分
シュアカフ

皮膚挿入部分
（刺入部分）

カテーテル

皮下10cm
トンネル

血管内留置カテーテル

上大静脈

肺動脈

左心室

下大静脈

図7-4　体外式カテーテル

皮下埋め込み式ポート

・体内に CV ポート（皮下埋め込み型中心静脈アクセスポート）が埋め込まれて，血管
　に留置されたカテーテルとつながった状態になる。

・CV ポートは前胸部や上腕部などに埋め込む。

・輸液を行うときは，CV ポートに〔 ⑲　　　　　　　　　 〕とよばれる専用の針を
　穿刺_{せん し}して，輸液ラインを接続する。

末梢静脈挿入式中心静脈カテーテル（PICC）

・〔 ⑳　　　 〕部の末梢静脈から中心静脈へカテーテルを挿入し，留置する方法で
　ある。

｜中心静脈栄養法｜に対する看護

●観察

・中心静脈栄養法が適応となる療養者は，〔 ㉑　　　　 〕機能が低下して状態が悪
　い場合や，㉑器の難病である場合が多い。

・血管にカテーテルが留置されるため，感染に十分留意する。

　➡観察によって，状態の変化（悪化）の早期発見に努める。

〈主な観察事項〉

> ・〔 ㉒　　　　　　 〕
> ・〔 ㉓　　　　　 〕徴候（発赤_{ほっせき}，腫脹_{しゅちょう}，疼痛_{とうつう}）の出現の有無
> ・胸痛，咳，血栓性静脈炎の徴候の有無

●消毒

〈消毒箇所〉

> ・体外式カテーテルの皮膚挿入部分（刺入部分）
> ・CV ポートの穿刺_{せん し}部分
> ・末梢静脈挿入式中心静脈カテーテル（PICC）の接続部分

MEMO

・体外式カテーテルの皮膚挿入部分（刺入部分）は入浴時に観察し，入浴後に療養者や介護者が消毒する。

・接続部からの感染を防ぐため，輸液バッグ交換時は手洗いをする。

●入浴

・「中心静脈栄養法（TPN）」の実施中，入浴・シャワー浴は可能〔㉔　**である・ではない**　〕ので，感染に十分注意しながら〔㉕　　　　〕を使用して行う。

●指導

・在宅療養中の輸液管理では，療養者や家族の生活状況に合わせて注入時刻を調整する。

・療養者が入院中の医療機関と退院前から連携し，退院後も継続して指導できる体制をつくる。

・退院後は療養者と介護者に対して，高カロリー輸液の滴下状態の管理，消毒，入浴，状態の〔㉖　　　　〕の方法について指導する。

・異常の発生を防ぐため日常管理を適切に行えるように，また，異常発生時には早期に気づけるように指導する。

・刺入部周囲に発赤や腫脹が認められるときは，〔㉗　　　　〕の可能性があるため，主治医や訪問看護師に連絡するよう指導する。

5．事例演習：嚥下障害がある人への食事・栄養の援助

1 ┃ 基本情報

▶ 療養者の情報　Jさん，女性，83歳

▶ 主疾患　脳梗塞

▶ 自立度　要介護2，障害高齢者自立度A，認知症高齢者自立度Ⅰ

▶ 家族構成　夫87歳，長女56歳専業主婦，長女の夫56歳会社員，孫21歳大学3年生と暮らす。長男53歳は10年前に本人の介護問題から離婚し，他県で暮らし，連絡がない。

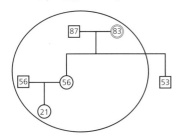

▶ 基本的日常生活動作

食事	排泄	清潔	整容	歩行	階段昇降
ダイニングで座位を取り利き手でフォークとスプーンで摂取。むせることが多いため長女による見守り	昼間リハビリパンツ，排便後の始末と着衣と引き上げるときのみ長女による介助。夜間ポータブルトイレ使用	訪問看護と通所介護による入浴介助	娘による準備で自立	4点杖を使用	4点杖を使用

▶ 手段的日常生活動作

調理	買物	洗濯	掃除	金銭管理	屋外移動
行わない	行わない	行わない	ベッドサイドのテーブルのみ	行わない	介助による車椅子移動。移乗も介助が必要。

▶ 既往歴　68歳高血圧症

▶ 医療処置　緩下剤，降圧剤服用

▶ サービス利用状況

	月	火	水	木	金	土	日
午前			通所介護				
午後	訪問看護		通所介護		訪問看護		

▶ 住環境・地域特性　2階建ての1戸建て住宅で，階段昇降に時間がかかり不安定なために1階部分のリビング，ダイニング，寝室で暮らす。寝室は夫と使用している。10年前の脳梗塞発症まで作成していた作品を飾っている。玄関の上がり框（家の外と内を分ける段差のこと）は30cmあり，玄関の柱，浴室とトイレには手すりが設定されている。玄関前の道路にはなだらかな坂道があり，閑静な住宅街がつづき，500mほど先には幼児が遊ぶ公園がある。近所づきあいは希薄であり，回覧板の受け渡しも郵便受けで行う。家の外でもあまり近隣の人と出会うことはなかった。

2 ｜ 現在の状態・状況

身長154cm，体重43kg。血中酸素飽和度96%，呼吸音清明肺雑音なし。体温36.6℃。痰喀出なし。

10年前の脳梗塞による影響は，左上下肢の軽度麻痺による運動機能障害である。最近は老化による機能低下により味覚低下，唾液分泌低下，筋力低下および歯牙の欠損があり，口腔内で食塊をうまく運べず，時々食事をこぼし，嚥下反射が遅くむせることがある。食事内容は家族と同じだが，スプーンで食べやすいようにご飯とおかずを一緒にして盛り付けていることが多い。4点杖を用いてゆっくりとした歩行で室内移動を行い，通所介護と訪問看護による入浴介助を受けている。通所看護ではあまりほかの利用者と話すことが無い。もともと外出を好まず，手芸を趣味としていたが左上肢麻痺により思うようにできなくなった。脳梗塞後は孫の成長を唯

一の楽しみにしていたが，孫の大学入学以降生活が合わなくなった。食事中に話しかけようとするとむせてしまい，夫からよく怒られ，あまり孫と会話ができず寂しい思いをしている。時々食塊がうまく運べずに口からこぼしてしまうと，夫が怒り，味覚もあまり感じなくなったため食事が楽しいと感じなくなり，食事量が少なくなった。転倒すると夫がすぐに怒ることと，疲れやすいためなるべく室内でも移動したくないことが理由で，昼間はトイレに近いリビングのソファに座っている。リビングでは，夫が選ぶテレビ番組を夫と一緒に視聴している。

演習課題
- 事例に対するアセスメントを以下の項目に沿って考えてみよう。①身体的アセスメント，②心理的アセスメント，③社会的アセスメント，それぞれのポイントをあげてアセスメントしてみよう。
- アセスメントをもとに，患者さんへの看護技術の提供について，その方法と留意点を考えてみよう。

B　排泄の援助

地域・在宅看護論 p.339-350

1. 排泄のアセスメント

〈排泄のアセスメントとは〉

目的	・健康状態の把握と異常の早期発見のため ・日常生活における排泄援助の必要性を判断するため
内容	・生理的側面では，排泄状況ならびに，排泄に影響する疾患や治療・服薬の有無について確認する ・排泄の全体像をとらえたうえで，排泄にかかわるどの場面で問題が生じているか，多角的な視点で情報収集する（表7-2）

〈「在宅療養における排泄の援助」において重要な視点〉

- 療養者の〔❶　　　　　〕を守り，残存能力を考慮する
- 家族の〔❷　　　　　〕を考慮する
- 療養生活が継続できるよう，〔❸　**予測・結果**　〕的な視点をもって支援する

・居宅では常に医療者がいるわけではないので，何かあれば，療養者本人や家族が対応せざるを得ない。
　➡看護師には，次の訪問日までに起こり得ることを予測したうえで，行動することが求められる（例：下剤の調整方法を事前に説明する／身体症状の出現を予測して環境の調整を行う）

表7-2 排泄行動のプロセスとアセスメントの視点

排泄のプロセス	アセスメントの視点	
	療養者に関する観察項目	環境に関する観察項目
①取り込む	水分摂取量 食事量・食事内容・食事の摂取方法 内服薬（下剤や利尿剤など） 咀嚼・嚥下機能	買い物・調理・片づけの状況 衛生環境 食事の介助方法
②代謝される	腸蠕動音（聴診） バイタルサイン 血液検査（BUN，Crなど） 生活習慣	室温・湿度
③膀胱や直腸に内容物がたまる	ガスや便の貯留（触診/打診） 膀胱の緊満 腹部膨満感や不快感の有無 腹痛・嘔吐の有無 排尿・排便回数	
④尿意や便意を知覚する	尿意・便意の有無 意識レベル・認知機能 神経伝達機能	介護者の対応（声かけ，確認）
⑤排尿・排便を我慢する	尿意・便意の切迫感 尿失禁・便失禁の有無 欲求を伝えられるか 遠慮や羞恥心	トイレまでの距離 介護者の対応，負担感，介護力
⑥トイレに移動する	ADL（起居・立位・歩行動作） 自助具（杖など）の使用 意欲・認知機能 呼吸状態・血圧変動や気分不快の有無	トイレまでの環境（段差，距離，障害物，手すり，室内照明，室温） トイレ内の環境（扉の種類，手すり，広さ，便器の種類，便座の高さ，清潔さ） 介護力・介護方法
⑦下着を下ろし，立位・座位をとる	手指の巧緻性 四肢の筋力/可動域 座位/立位の保持ができるか 着衣の種類 認知機能	
⑧排泄する	腹圧・努責がかけられるか 排泄量/排泄にかかる時間 排泄物の性状 残尿感/残便感の有無 排尿時痛/肛門痛の有無 呼吸状態・血圧変動や気分不快の有無	トイレ内の環境（便器の種類，便座の高さ，手すり，室温）
⑨後始末をする	手指の巧緻性 四肢の筋力/可動域 認知機能 疲労感/満足感	温水洗浄便座・自動洗浄の有無 トイレットペーパーの位置 洗面所の位置・環境 介護者の負担感 経済的負担（おむつ代など） 廃棄方法，廃棄場所（おむつなど）

2. 尿失禁と看護

・〔 ❹ 　　　　　 〕とは「不随意な（自分の意思が及ばないこと）尿漏もれ」のことである。わが国では一般的に，病態や原因によって表7-3のように分類されることが多い。

表7-3　主な尿失禁のタイプと特徴

タイプ	特徴	基礎疾患・背景要因
〔 ❺ 〕 性尿失禁	咳やくしゃみ，重いものを持つなど，腹圧が上昇するときに尿が漏れる。女性に多い。	骨盤底筋群の機能低下，肥満，便秘，経産婦，前立腺手術後など
〔 ❻ 〕 性尿失禁	急に強い尿意切迫感があり，我慢できずに尿が漏れる。1回量は少ないが頻尿を伴うことが多い。	過活動膀胱，脳血管障害，パーキンソン病，前立腺肥大症，尿路感染症など
〔 ❼ 〕 性尿失禁	❺性と❻性が混在し，尿意切迫感だけでなく，咳やくしゃみなど腹圧上昇に関連して尿が漏れる。	脳・脊髄損傷，腹圧により誘発される排尿筋過活動など
〔 ❽ 〕 性尿失禁	身体・精神機能障害や高次機能障害などの排尿機能以外の障害により，排尿に関連した動作や判断ができずに漏れる。	ADL低下，認知能力の低下，精神疾患に伴う意欲低下など
〔 ❾ 〕 性尿失禁	下部尿路閉塞や排尿筋収縮不全により尿の排出が困難となり，多量の残尿が生じ漏れ出る。放置しておくと腎不全などにより生命の危機に至るおそれがある。	前立腺肥大症，前立腺がん，糖尿病，二分脊椎，直腸がんや子宮がんの術後など

❺ ❻ ❼ ❽ ❾

排尿日誌

・療養者や家族に〔 ❿ 　　　　　〕をつけてもらうと，アセスメントや排尿誘導などの排尿ケアに役立つ。

清潔の保持

・尿失禁や便失禁がある場合，皮膚トラブルや尿路感染が起こりやすくなる。適切なおむつの選択，交換，陰部の清潔ケアができるよう援助する。

環境の調整

〔 ⓫ 　　　〕性尿失禁や〔 ⓬ 　　　　〕性尿失禁の場合，すぐにトイレに行けるよう，トイレまでの動線を見直したり，着脱しやすい衣服を検討するなど環境の調整を行う。

排泄補助用具の選択

・おむつや収尿器の安易な使用は，療養者の尊厳を傷つけるだけでなく，〔 ⓭ 　　　　　　　　　　　　　〕を引き起こし，療養者のQOLを低下させる。

➡排泄補助用具を導入する際は，排泄のアセスメントを十分に行い，病状，療養者の思い，家族や介護者の介護状況，生活様式，経済状況などを総合的かつ個別的に判断したうえで，安全かつ快適に使用できるものを選択する。

3. 導尿, 膀胱留置カテーテルと看護

1 ｜ 間欠的導尿と看護

・間欠的導尿とは，一定時間ごとに尿道から膀胱内にカテーテルを挿入し，たまった尿を排出する方法である。

〈**間欠的導尿を実施中の療養者の看護ポイント**〉

〔 ⑭　　　　　〕 獲得の援助	間欠的導尿に対する療養者や手技介助者の理解のしかたを把握したうえで，心理的サポートを行いながら，正しい ⑭ が獲得できるようかかわる
〔 ⑮　　　　　〕 の評価	実施状況を把握し，自己中断や ⑮ のばらつきがみられる場合は，療養者や手技介助者の話をよく聞き，原因をアセスメントする
〔 ⑯　　　　　〕 の確認	尿路感染症予防のために，カテーテル挿入前には石けんで手洗いを行う。再利用型カテーテルの場合は，1日1回消毒液を交換することが望ましい
異常の〔 ⑰　　　　 　　　　〕と対応	受診の検討を要する症状（出血・疼痛・発熱などの尿路感染症症状）について事前に説明しておき，身体症状や尿性状の観察を日常的に行うよう指導する

2 ｜ **膀胱留置カテーテルと看護**

〈**居宅における膀胱留置カテーテル管理上の注意点**〉（表7-4）

- ・療養者や手技介助者（家族），ホームヘルパーやデイサービスの職員など，支援にかかわるチームメンバー全員が正しい知識をもつ
- ・〔 ⑱　　　　　　〕感染症を可能な限り予防する
- ・異常の早期発見・早期対処に努める

表7-4　膀胱留置カテーテルのトラブルとその対処法

現象	考えられる原因	確認事項・対処
尿が出ない 流れが悪い	• 〔⑲　　　　　〕 の不足 • カテーテルの〔⑳　　　〕（浮遊物や血塊などによるつまり） • 流出路の障害	○療養者・家族への指導 • 〔㉑　　　　　〕・食事摂取量が減少していないか確認，減少時は㉑を摂取する • カテーテルの屈曲や圧迫がないか確認 • カテーテルの固定位置を確認，テープ固定をしなおす • ミルキング • 上記の対処をしても出なければ，医師・看護師へ連絡 ○医師・看護師 • 閉塞時は交換
尿道口から尿が漏れる	• カテーテルの閉塞 • 〔㉒　　　　　〕の減少 • サイズが合っていない • 留置カテーテルの刺激や細菌感染による膀胱の無抑制収縮	○療養者・家族への指導 （上記，尿が出ないときの確認事項・対処を行う） • 改善しなければ，必要時医師・看護師に報告 ○医師・看護師 • 膀胱刺激症状や尿路感染症状の確認 • ㉒の確認，再注入 • カテーテルのサイズ，材質の調整
カテーテルが抜けた	• ㉒の減少 • 不適切なカテーテル固定や不用意な〔㉓　　　　　〕 • 自己抜去	○療養者・家族への指導 • 抜去時は医師・看護師に連絡。出血や外傷があれば，清潔なガーゼを当てて止血。バルーンがしぼんでいるか確認（膨らんだままだと，抜去時に尿道損傷のおそれがある） • 止血できない場合や疼痛がある場合は医師へ報告 ○医師・看護師 • 抜去の原因を探り，固定方法や固定位置を見直す。カテーテル留置の継続を含めて管理方法を検討 • 出血や疼痛がない場合は，新しいカテーテルを挿入
尿に血が混じる	• カテーテルの挿入や抜去に伴う損傷 • 〔㉔　　　　　〕，結石や腫瘍	○療養者・家族への指導 • 閉塞を予防するため，水分を十分に摂取する • 血尿以外の症状の有無を確認 • 疼痛がある場合や，トマトジュースのように濃い血尿が出る場合は医師・看護師へ連絡

4．排便コントロール

・介護保険で訪問看護を利用する療養者の6割以上が，〔㉕　　　　〕に関する何らかの問題を抱えている[6]。また便秘や下痢は，家族・介護者の心身および社会・経済的負担を高める[7]。

〈在宅療養者が便秘になりやすい背景〉

疾患や治療に伴う腸の器質的変化や膀胱直腸障害／内服薬の副作用／水分の経口摂取不足による便の硬化／活動量低下による腸蠕動運動の減少／筋力低下による「いきむ力」の減弱 など

〈便秘への対処方法〉

> ⑦まず，心身への負担が少ない方法で自然な排便を促す（例：食事量・食事内容・水分量の見直し，食物繊維や発酵食品の摂取）
>
> ①朝食後にトイレに行く習慣をつけ，便座に前傾座位姿勢で座れるよう足台を使用したり，腹壁マッサージを行ったりする
>
> ⑰そのうえで，排便コントロールが不十分な場合は，下剤の服用や浣腸，摘便を行う
>
> ・在宅では⑦①⑰を組み合わせて行い，下剤を調整したうえで，週2～3回の〔 ㉖　　　　　　〕の際に浣腸と摘便を実施し，定期的に排便を促す方法もある

▶ 下剤

〈在宅療養において多く用いる下剤の効果〉

〔 ㉗　　　　　　〕	便の容量を増やして軟らかくし，排泄しやすくする（酸化マグネシウムなど）
〔 ㉘　　　　　　〕	腸管内の水分量を調整する（ルビプロストンなど）
〔 ㉙　　　　　〕	腸蠕動を亢進させる（ピコスルファートナトリウム水和剤，センノシドなど）

・酸化マグネシウムは作用が穏やかで，長期服用しても薬剤依存性が生じにくいためよく用いられるが，腎不全の人や高齢者では〔 ㉚　　　　　　　　　　〕に留意する。

・㉙ は〔 ㉛　　　　　〕があるため使用は頓用（頓服）にとどめ，生活に合わせて服薬時間を調整する。

▶ 坐薬・グリセリン浣腸

・〔 ㉜　　　　〕は比較的，療養者が自分で実施しやすいという特徴がある。

・〔 ㉝　　　　　　〕は，グリセリン液の浸透作用により便が軟らかく出やすくなるほか，刺激により直腸の蠕動運動を活発にする効果がある。

▶ 摘便

・苦痛や羞恥心を伴うため最小限にとどめるべきだが，在宅療養者に対して訪問看護師がよく行う技術の一つである。

5. ストーマ（人工肛門）と看護

〈ストーマの種類〉

消化管ストーマ	便の排泄孔（回腸ストーマ，結腸ストーマなど）

MEMO

尿路ストーマ	尿の排泄孔

・加齢や疾病の進行に伴い，排便のセルフケアが困難になってきた場合は，セルフケアが困難な部分について，家族や介護者の手技習得を支援したり，〔㉞ **多職種のチーム・家族だけ** 〕で補えるよう介護支援体制を構築したりする。

1 消化管ストーマの特徴（図7-5）

・消化管ストーマは，その造設位置により，排泄される消化管液，糞便の性質や量に違いがあるので，各特徴を踏まえた看護が必要となる。

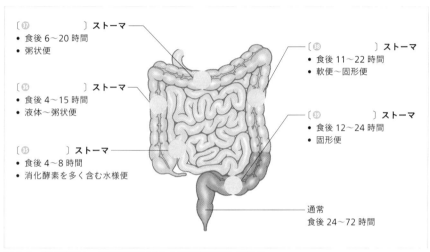

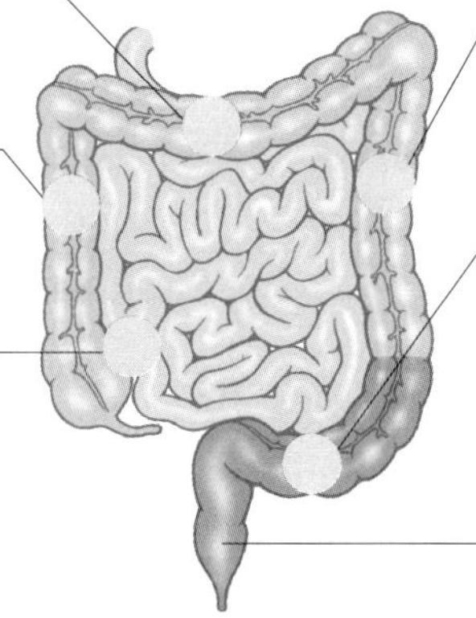
〔㊲ 〕ストーマ
• 食後 6～20 時間
• 粥状便
〔㊱ 〕ストーマ
• 食後 4～15 時間
• 液体～粥状便
〔㉟ 〕ストーマ
• 食後 4～8 時間
• 消化酵素を多く含む水様便
〔㊳ 〕ストーマ
• 食後 11～22 時間
• 軟便～固形便
〔㊴ 〕ストーマ
• 食後 12～24 時間
• 固形便
通常
食後 24～72 時間

図 7-5 消化管ストーマ造設部位別の食物通過時間と便性状

㉟
㊱
㊲
㊳
㊴

2 ストーマに生じやすいトラブル

トラブルの種類	予防策
排泄物の漏れ	・貼付時の〔㊵ 〕に問題がないか，確認する ・ストーマと〔㊶ 〕が合っているか，確認する ・装具の〔㊷ 〕は適切か，確認する
ストーマ周囲皮膚炎	・排泄物の付着を避ける（面板開口部のサイズ調整，適切な装具交換頻度など） ・機械的刺激を避ける（面板をはがすときは〔㊸ 〕を用いて愛護的に行う）

合併症 ※主な晩期合併症： ストーマ〔 ❹ 　　　〕， ストーマ〔 ❺ 　　　〕， 傍（ぼう）ストーマ〔 ❻ 　　〕	・療養者や家族が交換時に観察し，変化に気づけるように，もし異常があれば医師や看護師に相談できるように指導する ・尿路ストーマでは，十分な尿量確保のための水分補給について指導する

3 ┃ ストーマ使用時の日常生活支援

▷ 食事

・食物繊維を多く含む食品は消化管ストーマで詰まることがあるので，あらかじめ刻むなど調理方法を工夫し，また，よく咀嚼（そしゃく）して摂取する。

・❸ ストーマでは，水様便が多量に出るため脱水を起こしやすいので，スポーツドリンクなどミネラルを多く含む水分を十分摂取する。

▷ 睡眠

・睡眠中に排泄物があふれて漏れることを予防するため，〔 ❼ 　就寝前・就寝後 〕にストーマ袋内の排泄物を捨てる。

▷ 外出

・不意の漏れに備えて，交換用のストーマ装具一式を携帯しておく。

・〔 ❽ 　　　　　　〕対応トイレ（人工肛門・人工膀胱装着者用）の場所を，事前に調べておくと安心である。

▷ 福祉制度

・永久的なストーマの装着は〔 ❾ 　　　　　　〕の交付対象となる。

・❾ が交付されると，各自治体の規定に沿ってストーマ装具の〔 ❺⓿ 　購入費・貸与費 〕が給付される。

▷ 災害時の対応

・2週間分程度のストーマ装具と交換に必要な物品を，持ち出せるように準備しておく。また，使用中のストーマ装具の製品名や販売店の連絡先を控えておく。

6. 事例演習：便秘のある人への排泄の援助

1 ┃ 基本情報

▷ 療養者の情報　Kさん，女性，82歳

▷ 主疾患　2型糖尿病

▷ 自立度　要介護1，障害高齢者自立度A2，認知症高齢者自立度Ⅱa

▷ 家族構成　息子家族と2世帯住居

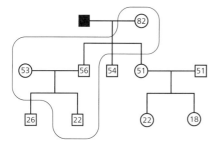

▶ 基本的日常生活動作

食事	排泄	清潔	整容	歩行	階段昇降
自立	自立	自立	自立	伝い歩き	軽介助

▶ 手段的日常生活動作

調理	買物	洗濯	掃除	金銭管理	屋外移動
自立	家族が実施	自立	家族が実施	本人・家族が実施	歩行器使用

▶ 既往歴　高血圧，両変形性膝関節症，糖尿病性神経障害，糖尿病網膜症

▶ 医療処置　インスリン注射，内服薬（メチコバール錠，アダラート錠，グーフィス錠，酸化マグネシウム錠）

▶ 主な症状　膝痛，下肢のしびれ，便秘

▶ サービス利用状況

	月	火	水	木	金	土	日
午前	通所介護		訪問看護		通所介護		
午後	通所介護				通所介護		

▶ 住環境・地域特性　冬場は積雪がみられる地方の郊外に結婚後から在住している。主要な駅までは車で 15 分，商店街までは徒歩 10 分程度かかる。町は昔から住んでいる住人が多く，自治会の活動も盛んな地域である。2 世帯住宅の戸建てに住んでおり，1 階は I さんの居住スペース，2 階に息子家族の居住スペースとなっている。玄関横に洋式トイレ・風呂があり，入り口には段差があるため，介護保険を利用し手すりを設置している。

2 ┃ 現在の状態・状況

　軽度物忘れがみられ，内服薬の飲み忘れやインスリン注射の自己投与忘れがあったことから，半年前に訪問看護を導入した。訪問看護にて体調確認，服薬カレンダーへの内服薬セット，GLP-1 受動体作動薬注射（トルリシティ / 週 1 回投与）の見守りを実施している。排便は 3 日に 1 回程度であり，グーフィス錠 5mg を 1 日 1 回 2 錠朝食前，酸化マグネシウム 330mg を 1 日 1 錠夕食後に内服している。酸化マグネシウムは血清マグネシウム濃度 2.7mg/dl のため最大 2 錠 / 日までで自己調整可の指示があり，その他に頓服としてセンノシド錠 12mg（1 回 1 〜 3 錠 / 就寝前）とグリセリン浣腸の処方がある。以前センノシド錠を内服した際に，通所介護にて失便してしまったことがあり，センノシド錠はあまり使用していない。

4年前に夫が逝去した頃より，膝痛が悪化し外出機会が減少しており，最近は「11月になって寒くてリビングから出られない。1人だからご飯も適当でいいし，足も痛いから動くのも億劫でね」と言い，リビングのこたつに座りテレビを見て過ごしていることが多い。身長は150cm程度で体重は50kg。食事は，夕食には嫁が差し入れたおかずを食べているようだが，朝食・昼食はパンやお茶漬けですましている。訪問看護時に腸蠕動音の減弱があり，左下腹に便塊を触知した。また「お通じがいつ出たか覚えていない。しばらく出ていない気がする。(便が)したい気もしてトイレに座るけど，いきむとお尻が痛いし，頭の血管が切れたりしたらと思うと怖くて。トイレットペーパーに茶色の液はつくんだけど」との発言があった。直腸診をすると硬便が触れた。

演習課題

- 事例に対するアセスメントを以下の項目に沿って考えてみよう。①身体的アセスメント，②心理的アセスメント，③社会的アセスメント，それぞれのポイントをあげてアセスメントしてみよう。
- アセスメントをもとに，患者さんへの看護技術の提供について，その方法と留意点を考えてみよう。

C 清潔の援助

※ 地域・在宅看護論 p.350-358

1. 清潔のアセスメント

- 在宅療養において身体を清潔に保つことは，皮膚などの保護や感染予防といった目的以上に，在宅療養者の生活意欲の向上にもつながる大切な援助である。
- 訪問看護師は清潔ニーズやリスクについて，〔❶ **広い・狭い** 〕視野で清潔保持の過不足を確認するため，適切にアセスメントを行う。
- アセスメントに際しての情報収集における重要ポイントを，表7-5 にまとめる。

表7-5　清潔援助に関する情報収集のポイント

項目	ポイント
〔❷　　　　〕	既往歴，治療・服薬の状況，循環動態の変動の有無，アレルギーの有無，皮膚損傷などの有無
〔❸　　　　〕	認知機能，ADLの状況，排泄パターン，1日の生活リズム
療養者の〔❹　　　〕・ニーズ	❹（入浴・洗髪・歯みがきの回数，入浴時間・温度など），清潔への価値観（清潔好きか否かなど），これからの生活で清潔に関して重要と考えていること
家族の介護力・ニーズ	家族の年齢・身体状況，清潔ケアへのニーズ，経済状況
〔❺　　　　〕	室内の清潔度，浴槽の段差・手すりの設置状況，トイレの状況［温水洗浄便座（ウォシュレット®など）や手すりの有無など］，給湯器の状況，冷暖房の状況

❷

- 療養者の現病歴・既往歴・内服薬（服薬状況を含む）・継続的に必要な医療処置・検査データなどを把握したうえで，現在の心身の状況と関連づけてアセスメントを行う。

療養者の ❹ ・ニーズ

- 清潔ニーズは季節や心身機能によって変化する。
- 特に居宅では，夏と冬では気温の差が大きいため，清潔ニーズは大きく変わる。

❷

❸

❹

❺

➡清潔援助実施後は常に，療養者と家族の満足感や心身機能の変化を評価する必要が〔**❻** **ある・ない** 〕。

・家族の介護力・ニーズ

・家族の介護力や心身の状態，そのほかの協力者の有無について，情報収集が必要で〔**❼** **ある・ない** 〕。

❺

・入浴介助については，療養者の身体状況を考えたうえで，浴室周辺の環境整備が可能かどうかについての評価も重要となる。

2．清潔援助時の注意点

・療養者には高齢者が多いため，〔**❽** 〕の生理的変化にも配慮したケアを組み立てる。

〈高齢者の皮膚の特徴〉

> ・ターンオーバー周期は加齢によって遅延する
> ・弱酸性に保つ必要がある
> ・保湿性が低くなっているため，ドライスキンによる弊害が多くみられる

・介護保険制度による入浴用品購入などの検討も必要だが，経済的負担への配慮も欠かさない。

➡専用物品の購入だけでなく，家庭にあるものを活用して，様々な工夫による清潔援助を考慮する。

3．清潔援助の実際

1 ｜ 入浴

・入浴介助のポイントを表 7-6 に示す。

表 7-6　入浴介助のポイント

事前準備	● 食事前後でないことを確認する ● 居室と脱衣所，浴室内の〔**❾** 〕をなくしておく ● 血圧など，〔**❿** 〕を確認する ● 浴槽の湯の量と温度を確認する（量は多過ぎず，温度は 38〜40℃）	**❾** **❿** **⓫**
入浴中	● 〔**⓫** 〕からゆっくりと湯をかける ● 石けんでこすり過ぎないようにし，石けんを十分に洗い流す ● 浴槽への出入り時はできるだけ座位の状態で行う ● 安心感が得られる〔**⓬** 〕を常に行う	**⓬** **⓭**
入浴後	● 血圧など，循環動態を確認する ● 保温と保湿に努める ● 〔**⓭** 〕摂取を促す ● 安静に休める環境を整える	

〈介護保険制度で購入できる入浴用品〉（図7-6）

・浴槽に入る際に用いる，浴槽の縁に着脱可能な〔 ⑭　　　　　　　　〕
・座った姿勢で浴槽に出入りするために用いる〔 ⑮　　　　　　　　〕
〔 ⑯　　　　　　　　〕など

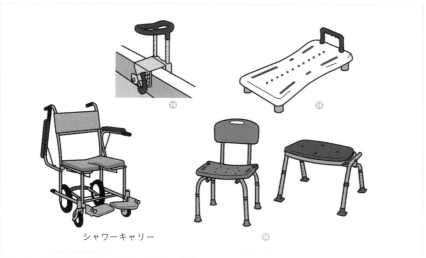

シャワーキャリー

図 7-6　介護保険で購入できる入浴用品（例）

・居宅での入浴が困難と判断されても，主治医の入浴許可が得られた場合は
〔 ⑰　　　　　　　　　〕の利用を検討することがある。

〈 ⑰ の概要〉

・看護師を含む 3 名のスタッフが入浴介助を行う
・要介護度が重度の場合や看取り期でも，最後まで入浴のニーズを満たせる

・入浴介助の際，療養者は衣服をつけていないので，療養者がバランスを崩したと
きなど，介助者がとっさにからだを支えることが難しい。
　➡〔 ⑱　　　　　　〕しないよう十分な注意を要する。

2 ┃ シャワー浴

・〔 ⑲　**座位・立位**　〕が困難な療養者でも，⑯ に座ったままで安全に行える。

3 ┃ 清拭

・入浴よりも，からだへの負担が〔 ⑳　**多い・少ない**　〕。
・〔 ㉑　　　　　　〕の低下や，体位変換による〔 ㉒　　　　　　　　〕の変化には，注
意を要する。

4 ┃ 口腔ケア

・歯の喪失や口腔乾燥症状は，食欲や意欲の低下，呼吸器疾患（誤嚥性肺炎など）の
発症リスクの高まりにつながる。
　➡口腔ケアの実施状況は，在宅療養者の QOL や予後に大きく影響〔 ㉓　**する・**
　しない　〕ため，介護者の認識を高めるよう指導する。

・口腔ケアの自立度のチェックポイントを表7-7に示す。うまくできていないところを確認して介助する。

表7-7　口腔ケアの自立度のチェックポイント

準備段階	・口腔ケアを行う場所までの〔❷❹　　　　　〕が可能か ・必要物品の準備が可能か ・口腔ケアを行う〔❷❺　　　　　〕が取れるか
口腔ケア動作	・水を口に含んでブクブクうがいが可能か ・義歯を取りはずせるか ・歯みがき剤の容器を開けられるか ・歯みがきができるか ・歯間ブラシ，スポンジブラシが使えるか
後かたづけ	・義歯をしっかり装着できるか ・みがき残しの有無が確認できるか ・口腔ケア用具をかたづけられるか

❷❹

❷❺

5 ｜ 臥床者の洗髪

・病院や施設で使用するような〔❷❻　　　　　　　　　　〕が，在宅現場で準備しづらいときは，自宅にある物品を用いて手作りすることも多い。

4. 事例演習：片麻痺のある人への清潔の援助

1 ｜ 基本情報

療養者の情報　Lさん，男性，85歳

主疾患　脳梗塞後遺症（右半身麻痺）による高次脳機能障害

自立度　要介護3，障害高齢者自立度ランクB，認知症高齢者自立度Ⅱb

家族構成　妻（80歳）と2人暮らし。長男（53歳）は遠方の旅館に住み込みで働いているがほぼ連絡無し

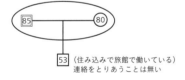

基本的日常生活動作

食事	排泄	清潔	整容	歩行	階段昇降
一部介助	おむつ＋トイレ介助	介助	一部介助	訓練中 （杖歩行）	訓練中

手段的日常生活動作

調理	買物	洗濯	掃除	金銭管理	屋外移動
しない	しない	しない	しない	できない	訓練中

既往歴　高血圧，糖尿病

医療処置　降圧薬・血糖降下剤

主な症状　右片麻痺　高次脳機能障害で空間認知力低下と短期記憶障害あり，言語障害軽度

	月	火	水	木	金	土	日
午前	通所介護		訪問看護		訪問リハビリテーション		
午後							

＊福祉用具貸与（電動ベッド，補助手すり）

住環境・地域特性　団地の2階（エレベーターなし）。政令指定都市の市営住宅が多い地域（公共交通機関：主要な鉄道最寄り駅までバスで15分，バス停は団地から徒歩3分）

2 現在の状態・状況

大工の棟梁として75歳まで現場で仕事をしていた。5年前に脳梗塞を発症し後遺症で右半身麻痺となって在宅療養生活を続けている。高次脳機能障害もあり，日常生活には食事・排泄・移動・清潔保持・服薬管理などに関して様々な支援が必要な状況である。右半身麻痺があるものの，伝い歩きで室内の移動は不安定ながら何とか可能な状況である。高次脳機能障害のため，療養者自身が自分の身体状況を理解できておらず，「自分で何でもできる・したい」という気持ちが現在の身体状況以上に強く，危険を顧みずに動いてしまい，自宅内で転倒を繰り返している。

長男（53歳）とは長年連絡を取っておらず，妻（80歳）一人が主介護者として療養者本人の日常生活上の介護を担っている。非常に頑固な性格で，高血圧や糖尿病の薬も拒否して飲まないことがあるが，訪問看護師による服薬管理と指導によってなんとかコントロールが出来ている。入浴や心身の機能維持，妻のレスパイトのためにも週3日ほどデイサービスなどの通所系介護サービスを利用してもらいたいと妻は思っているが，本人が拒否するため現在は週1回のみ入浴のためにデイサービスに通所するようになったところである。しかし排泄の失敗も増えてきており，特に夏の暑い時期など週1度の入浴だけでは清潔保持が難しく，在宅での入浴を今後検討していきたいと考えている。エレベーターの無い市営住宅の2階に住んでおり，外出時の階段昇降は困難になりつつあるため，訪問リハビリテーションによる身体機能維持訓練が開始となっている。訪問看護，訪問リハビリテーションの療養者本人の受け入れは良好である。

演習課題

- 事例に対するアセスメントを以下の項目に沿って考えてみよう。①身体的アセスメント，②心理的アセスメント，③社会的アセスメント，それぞれのポイントをあげてアセスメントしてみよう。
- アセスメントをもとに，患者さんへの看護技術の提供について，その方法と留意点を考えてみよう。

Ⓓ 移乗・移動の援助

地域・在宅看護論 p.358-368

1. 移乗・移動のアセスメント

・移乗・移動は，心身の機能が低下した人にとっては困難な場合が多いうえ，〔❶　　　　　〕などの危険を伴う。援助方法によっては危険性が高くなり，療養

者と援助者に不安や苦痛が生じることもある。

➡移乗・移動動作については，アセスメントを十分に行う（表7-8）。

表7-8　移乗・移動のアセスメント

項目		主な内容
療養者	〔❷　　　　〕	「今から何をするのか」「できるかできないか」の理解 移乗・移動の目的や方法の理解
	姿勢保持と動作	座位や立位の姿勢保持 立ち上がり動作，着座動作，回転動作，移動動作 福祉用具などの適切な使用
	健康状態や治療	骨・関節疾患，麻痺，パーキンソン症候群などの疾患・障害 関節可動域，筋力，バランス能力，感覚器の機能 疼痛や不快感，睡眠不足，疲労など 睡眠薬，精神安定薬，降圧薬など
援助者（家族）	理解	療養者の健康状態などの理解 移乗・移動の目的や方法の理解
	技術	適切な援助技術，福祉用具の適切な使用
	健康状態	疾患・障害，疼痛，年齢や体力など
〔❸　　　　〕	物理的環境	ベッド・椅子・テーブルなどの家具，福祉用具とそれらの配置 部屋の広さ，トイレまでの距離，段差や手すりなど 部屋や廊下の明るさ，音など
	心理・社会的環境	対象者の生活リズムに合わせた援助のタイミングやスケジュール 家族との触れ合い，近隣・友人などとのつきあいなど

❷

❸

1　療養者の理解（認知機能や意欲）

・療養者が「今から移乗・移動する」「ある動作を自分はできる・できない」ことを理解（認識）できるかどうかを確認する。

2　姿勢と動作

・移乗・移動動作は，座位や立位の姿勢，立ち上がりや回転の動作を組み合わせて行うため，その1つずつの姿勢と動作を一連の流れとして，ていねいに観察する。

・移動には，歩行，車椅子，四つ這いなど様々な方法がある。

・歩行は，左右の脚の交互運動を周期的に繰り返して行う動作である。歩行では，からだの傾き，〔❹　　　　　〕〔❺　　　　　〕〔❻　　　　　　〕などを観察する（表7-9）。

表7-9　歩行時の観察

項目	主な内容
〔❼　　　〕	脊柱の彎曲（円背など），骨盤の傾き（後傾など）
❹	歩幅・速さは適切か，スムーズに足を運べているか，左右差はないか
❺	カーブを曲がるとき，方向を変えるときにふらつきはないか
❻	足元ばかり見ていないか，頭の向きや視線を自由に変えられるか
その他	歩行時に〔❽　　　　〕はできるか，コップなどを〔❾　　　　〕に持てるか

❼

❽

❾

3 | 疾患・障害，薬剤による影響

〈移乗・移動動作に影響を及ぼす疾患・障害の例〉

> ・片麻痺：健側下肢に体重をかける
>
> ・パーキンソン症候群：すくみ足，小刻み歩行
>
> ・長期の安静臥床による機能低下，疼痛や不快感，睡眠不足や疲労なども，
> 移乗・移動動作に影響を与える

4 | 援助者（家族など）の理解と健康状態

・在宅療養では家族が援助者となる場合がある。このため家族が，移乗・移動の援助について十分理解しているかを確認する。

5 | 住環境

〈住環境のアセスメント項目〉

> ・移乗・移動に関連する家具や福祉用具とそれらの〔⑩　　　　　〕，部屋内の
> 〔⑪　　　　　〕や距離，〔⑫　　　　　〕などの物理的環境。
>
> ・「療養者が自らの生活リズムに合わせて，気遣いなしに〔⑬　　　　　〕を求
> められるか」「療養者の動作の速さに合わせた⑬がされているか」などの心
> 理・社会的環境

2．移乗・移動の援助

1 | 移乗の援助

▶〔⑭　　　　　〕移乗の援助

・立ち上がり動作，⑭立位保持，回転動作（方向転換），着座動作を援助する。

▶〔⑮　　　　　〕移乗の援助

・「療養者が殿部（尻）の位置を少しずつ変えて移動する方法」「療養者を持ち上げずにスライディングボードの上で殿部を滑らせる方法」などがあり，それぞれの方法に合わせて援助する。

2 | 移動の援助

▶ 片麻痺（かたへんまひ）の場合の杖（つえ）歩行

〈平地で杖を使う3動作歩行〉

> 健側で持った杖を前に出す→患側の足を前に出す→健側の足を前に出す

・援助者は必要に応じて介助用ベルトを使い，療養者の支持・誘導を行う。

・療養者の歩行動作に合わせて，ベルトを引っ張りすぎない，押しすぎないよう気をつけて援助する。

・援助者が立つ位置は，一般的には「療養者の杖と反対側（患側）の斜め後方」である。

▷ 車椅子(いす)による移動　　　　　　　　　　　　　　　　　　M E M O

〈援助者による確認事項〉

> 療養者が座面中央に深く座っているか／駆動輪やキャスターに上下肢が巻き込まれるなどの危険がないか／短時間の移動用の普通型車椅子を長時間使用していないか　など

3. 福祉用具の活用

・介護保険制度による福祉用具の利用は，貸与（レンタル）が基本だが，特定福祉用具として販売対象となる場合もある（例：腰掛便座などの再利用に抵抗感を伴うもの）。

・要介護認定を受けた療養者・家族やケアマネジャーを中心に，福祉用具の専門的知識をもつ理学療法士，作業療法士，義肢装具士，〔 ❻　　　　　〕などと相談して，福祉用具サービス計画を作成する。

・障害者総合支援法では，市町村による地域生活支援事業の一つとして日常生活用具給付等事業がある。

4. 住環境の整備

〈「移乗・移動時の援助を要する療養者」における検討事項〉

> ・転倒と関連する環境要因がないか
> ・住宅改修の内容は「療養者の生活機能や身長などの体格」「使用する福祉用具」「介護状況」など，将来の予測を含めて検討する

5. 事例演習：移動動作に困難のある人への移乗・移動の援助

1 ｜ 基本情報

▷ 療養者の情報　Ｍさん，女性，85歳

▷ 主疾患　脳梗塞

▷ 自立度　要介護3，障害高齢者の日常生活自立度ランク B-2，認知症高齢者の日常生活自立度自立

▷ 家族構成　息子60歳，息子の妻56歳（援助者）と同居

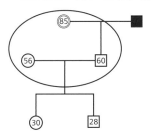

» 基本的日常生活動作

食事	排泄	清潔	整容	歩行	階段昇降
自立	トイレで排泄（部分介助）	通所介護で入浴	部分介助	車椅子（全介助）	しない

» 手段的日常生活動作

調理	買物	洗濯	掃除	金銭管理	屋外移動
家族が実施	家族が実施	家族が実施	家族が実施	家族が実施	車で移動

» 既往歴　高血圧症
» 医療処置　抗凝固薬，高血圧治療薬
» 主な症状　左片麻痺
» サービス利用状況　通院等乗降介助（介護タクシー），特殊寝台，普通型車椅子，褥瘡予防用座面クッションを利用。

	月	火	水	木	金	土	日
午前		通所介護			通所介護		
午後							

» 住環境・地域特性　住宅地にある一戸建てに約20年前から住んでいる。車椅子を使用するため，屋外にスロープを設置し，屋内は敷居などの段差を解消，トイレ等に手すりを設置する住宅改修を行った。近隣には公園はあるものの，商店街やスーパー，病院などは近くにない。

2 ｜ 現在の状態・状況

かかりつけ医には月1回，息子の妻が付き添い，訪問介護の通院等乗降介助（介護タクシー）を利用し，通院している。内服薬は処方のとおりに服用できている。Mさんは脳梗塞による左片麻痺と筋力低下はあるものの，高次脳機能障害はない。

日常生活動作は，ベッド上での寝返り動作と起き上がり動作は，ベッド柵などにつかまれば可能である。立ち上がり動作には援助が必要で，短時間であれば右上肢で手すりなどを持ち，右下肢で立位を保持することができる。歩行は困難で，介助により車椅子（いす）で移動する。車椅子座位時に体幹が左側に傾くことが多い。食事は車椅子座位で家族とともにテーブルにつき，用意されれば右手で自力摂取できる。排泄はトイレを使用するが，移乗動作に援助が必要である。入浴は通所介護を利用している。特殊寝台（3モーター），普通型車椅子と褥瘡予防用の座面クッションを使用している。

Mさんはもともと明るい性格で，脳梗塞を発症するまでは息子の妻が仕事をしていたこともあり，家事や孫の世話を積極的に行っていた。夫は10年前に病死している。「嫁は良くしてくれる。迷惑をかけて申し訳ない」「早くお迎えが来てほしい」などの発言がある。息子の妻は「お母さん（Mさん）には嫁いだときから本当に良くしてもらってきた」「週末は夫もお母さんの世話を一緒にしてくれる」「お母さんを車椅子に移すときなどに腕や腰が痛い」などの発言がある。

演習課題

- 事例に対するアセスメントを以下の項目に沿って考えてみよう。①身体的アセスメント,②心理的アセスメント,③社会的アセスメント,それぞれのポイントをあげてアセスメントしてみよう。
- アセスメントをもとに,患者さんへの看護技術の提供について,その方法と留意点を考えてみよう。

Ｅ 呼吸管理

地域・在宅看護論 p.368-378

1. 在宅における呼吸アセスメント

〈呼吸アセスメントの実際(進め方)〉

〔 ❶   〕的情報の聴取(問診):療養者の病歴,個人歴,生活状況,セルフケア能力など

↓

〔 ❷   〕的情報の追加(必要に応じて):視診,聴診,触診,打診など

↓

療養者が抱える健康問題を総合的に判断する

2. 呼吸リハビリテーション

1 呼吸リハビリテーションとは

定義	療養者の症状を軽減し,QOL(生活の質)を向上させてADL(日常生活動作)を拡大し,より積極的に社会参加を促すことを目的とし,その日常生活活動を全人的に支援する,科学的根拠に基づいた医療介入[8]
目的	呼吸困難の軽減,運動耐用能の改善,健康関連QOLの向上,ADLの拡大

2 呼吸リハビリテーションの実際

医療チーム構成	医師,看護師,理学療法士,作業療法士,呼吸療法認定士,管理栄養士,薬剤師,酸素機器業者,社会福祉士,心理療法士,介護福祉士,臨床工学技士など。必要に応じて療養者を支援する家族やボランティアも加わる
包括的呼吸リハビリテーション	呼吸介助,呼吸訓練,ストレッチ体操,呼吸筋トレーニング,上・下肢トレーニング,歩行訓練,ADLトレーニング,教育,栄養療法など多岐にわたる

対象疾患	〔 ❸ 〕をはじめ，肺結核後遺症・間質性肺炎・肺がんなどの慢性呼吸不全を起こす呼吸器疾患，急性呼吸不全 など

3 | 呼吸リハビリテーションにおける**看護師の役割**

▶ 呼吸練習

〔 ❹ 〕呼吸	口をすぼめて息を吐くことで気道内圧を上昇させ，気道の虚脱を起こしにくくする呼吸法。特に ❸ などの閉塞性換気障害の療養者に有用とされている
〔 ❺ 〕呼吸	横隔膜を用いた呼吸。1 回換気量を増加させ，換気率改善や呼吸補助筋の活動抑制に有用である

▶ 酸素吸入

・安静時・歩行時・入浴時などの生活場面における活動に応じた酸素流量について説明したうえで，必要量の酸素が吸入できているか確認を行う。

▶ 呼吸困難への対応

・呼吸器疾患の療養者にとって〔 ❻   〕は活動性を制限する重要な症状の一つである。

・呼吸器疾患療養者の活動性を維持するためにも，❻ を自己管理できるように対処法を伝える。

▶ 〔 ❼   〕（吸入療法を含む）による支援

・呼吸症状と QOL の改善，運動耐容能と身体活動性の向上・維持，増悪の予防に有用である。

・主に気管支拡張薬を用いるが，喀痰（かくたん）量が多かったり喀出困難を訴えたりする患者には喀痰調整薬を，急性増悪予防にはマクロライド系抗菌薬を使用する[9]。

・吸入療法では，ステロイド薬，ステロイド＋β_2刺激薬，β_2刺激薬，抗コリン薬を使用する。

・吸入療法において，薬剤ごとに薬効と有害作用は異なるので，理解を促して吸入手技を確立してもらう。

〈吸入療法の薬効と有害作用〉

薬効	症状改善，QOL の改善，急性増悪予防など
有害作用	口腔カンジダ症，頻脈，手指の振戦など

▶ 排痰援助，排痰法の指導

目的	・咳嗽（咳）や気道抵抗増大による呼吸困難などの緩和 ・肺炎や無気肺などの合併症の予防
方法	触診・聴診所見などの評価をもとに，気道内分泌物の貯留部位を確認しながら，気道内分泌物の移動に関与する因子を考慮して方法を選択する

▶ 運動療法による支援

目的	呼吸器障害に由来する運動耐用能の低下（すなわち〔 ❽ 〕の低下），呼吸困難，健康関連 QOL の低下，精神面における不安や抑うつなどの改善や軽減[10]
方法	呼吸法の日常生活動作（歩行，階段昇降，入浴，洗髪など）への応用，呼吸介助，ハッフィングなどの排痰手技，日常生活動作指導，ペットボトル・ゴムバンドを使用しての運動，歩行訓練 など

3. 在宅酸素療法（HOT）と看護

〈在宅酸素療法の適応基準〉

> ㋐ 酸素吸入以外に有効と考えられる治療（抗菌薬・気管支拡張薬・利尿薬の投与など）が，あらかじめ積極的に行われていること
> ㋑ ㋐を開始後，少なくとも 1 か月以上の観察期間を経て安定期にあること
> ㋒ 表 7-10 の条件を満たすこと

表 7-10　在宅酸素療法の適応基準

> ● 安静，空気呼吸下で〔 ❾ 〕が 55mmHg に満たない者
> ● 上記条件で ❾ が 55mmHg 以上 60mmHg 以下でも，臨床的に明らかな肺性心，肺高血圧（平均肺動脈圧 20mmHg 以上），睡眠中あるいは運動時に長時間にわたり著しい低酸素血症（❾ が 55mmHg 未満あるいはこれに相当する低酸素血症）となる者
> ● 対象疾患：肺高血圧症，チアノーゼ型先天性心疾患，慢性心不全

〈酸素機器に関する伝達事項〉

> 酸素濃縮装置・酸素ボンベ・呼吸同調器・加湿器の使用方法，経鼻カニューレの交換方法，酸素機器トラブル時の対処方法，緊急時の連絡先（医療側・メーカー側）など

・在宅酸素療法では引火の危険性に注意し，機器は火元から 2m 以上離して設置する。喫煙や調理の火の取り扱いには十分気をつける。

・静電気を起こさないため，電気毛布・電気カーペットの使用やナイロン・ポリエステルの衣類着用を禁止する。

・慢性呼吸不全の急性増悪を判断するうえで重要となる〔 ❿　　　　　　　　　　　　　　　　〕を定期的に測定する。

・増悪症状に加えて，❿ がふだんの値から 3 ～ 4% 低下した場合は，増悪により緊急で治療を要する可能性が高いと考えられる。

・〔 ⓫　　　　　　　　　 〕は，呼吸困難，不眠，頻脈，顔面蒼白，意識障害（記銘力低下，見当識障害）などの症状を呈する。

・〔 ⓬　　　　　　　　　　　　〕は，慢性の II 型呼吸不全増悪例で，不用意に高濃度酸素吸入がなされた場合に，高二酸化炭素血症による意識障害が起こる。

・⓬ の症状としては，二酸化炭素の上昇に伴い頭痛，発汗，顔面紅潮，羽ばたき振戦，血圧上昇を認め，さらに二酸化炭素が上昇すると傾眠・昏睡となる。

4. 在宅人工呼吸療法（HMV）と看護

・在宅人工呼吸療法（HMV）とは，人工呼吸器を自宅に設置し，療養者や家族が使用・管理することである[11]。

〈在宅人工呼吸療法の種類〉

種類	方法	目的
〔 ⓭　　　　　　〕	気管切開を行い，人工呼吸器と接続して換気を行う	酸素化の維持・改善，換気の維持，呼吸仕事量の軽減
〔 ⓮　　　　　　〕	鼻・フェイスマスクを用いて，気道内に陽圧をかけて換気を行う	換気の改善，呼吸仕事量の軽減，酸素化の改善

吸引	喀痰（かくたん）の吸引は必要不可欠な医療的ケアだが，侵襲を伴うため，注意点も多い
体位排痰法（体位ドレナージ）	痰のある肺区域を最も高い位置におき，重力を利用して，痰の移動を促進させる

〔 ⑮ 〕	気道に陽圧をかけて肺に空気をたくさん入れた後に，陰圧で吸引するように息を吐き出させることによって，咳の介助をして，気道内分泌物を除去するのを助ける医療機器である

コミュニケーション

・筆談，読唇（唇の動きや形から言葉を読みとる），ボディランゲージ，文字盤やコミュニケーション機器の使用などによって行う。

レスパイトケア

・〔 ⑯ 〕とは，家族を支援する者が，介護（育児）を一時的に代替することによって，家族に心身の疲労を回復してリフレッシュしてもらうことや，そのようなサービスのことをいう。

・人工呼吸器を装着している療養者の家族（介護者）は，多くの医療的ケアや介護と共に，人工呼吸器の管理を行うため，常に緊張を強いられている。

➡「訪問看護・訪問介護の連携による ⑯ 」と「療養者の専門医療機関への計画的〔 ⑰ 〕」を組み合わせることで，介護者の負担を軽減する。

5.事例演習：慢性呼吸困難のある人への呼吸管理

1 | 基本情報

療養者の情報　N さん，男性，76 歳

主疾患　慢性閉塞性肺疾患（COPD）

自立度等　要介護 2，障害高齢者自立度 J2，認知症高齢者自立度 I

家族構成　独居。郷里の両親，兄弟はすでに他界しているため身寄りはない。

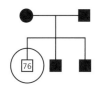

基本的日常生活動作

食事	排泄	清潔	整容	歩行	階段昇降
自立	トイレで排泄	要介助	自立	近距離可	不可

手段的日常生活動作

調理	買物	洗濯	掃除	金銭管理	屋外移動
宅配弁当	ヘルパーが実施	ヘルパーが実施	ヘルパーが実施	自己管理	近距離可

既往歴　糖尿病

医療処置　在宅酸素療法，去痰剤，気管支拡張剤，抗菌薬，吸入，糖尿病薬

主な症状　労作時呼吸困難，去痰困難，るいそう

▶ サービス利用状況

	月	火	水	木	金	土	日
午前	訪問看護	通所介護	訪問介護	訪問看護	通所介護	訪問介護	
午後							

▶ 生活歴　中学卒業後，建築関係の仕事を点々とし現在の住居に住むようになった。結婚歴はなく，ひとり気ままに不規則な生活を送ってきた。現在は生活保護を受給している。

▶ 住環境・地域特性　30年前に引っ越してきた木造アパートの1階に住んでいる。6畳1間にベッドとこたつを置き，生活している。トイレは共同で，風呂はなく，これまでは近くの銭湯を利用していた。駅やバス停が徒歩10分圏内にあり，交通の便のよい都市部である。近くには古い商店街があり，顔なじみの店も多い。

2　現在の状態・状況

　元々糖尿病があるため，これまでバスで10分くらいの総合病院に通院していた。数か月前より労作時呼吸困難があり呼吸器内科を紹介され，慢性閉塞性肺疾患と診断された。労作時呼吸困難に対して在宅酸素療法が開始されるが，在宅酸素を携帯せずに外出し，呼吸困難となりパニック状態になることも多い。

　現在は，バスを利用しての通院が困難となり，2週間に1回の訪問診療を受けている。内服薬は去痰薬，気管支拡張薬，抗菌薬とアドエア吸入が処方されているが薬の飲み忘れがあるため，体調確認，内服管理，在宅酸素療法管理目的で訪問看護を開始している。内服薬はお薬カレンダーに1週間分をセットし，管理している。吸入指導と吸入後はカンジダ予防のため，含嗽をしっかり行うように説明している。訪問看護の際に酸素濃縮器，酸素ボンベの使用方法を説明した。酸素を携帯し，労作時に呼吸法を活用するように説明している。

　入浴は通所介護を利用し，食事は朝はパン，昼夕は宅配弁当を利用している。共有トイレは和式トイレでかがむことが負担となっているため，管理人に許可をもらい据置型洋式トイレを設置している。便秘をすると努責による息こらえで呼吸困難が生じるため，緩下剤でコントロールしている。近距離の散歩は可能であるが，かっこ悪いからと酸素を携帯しないことが多い。喫煙は20歳から行っていて，医師に禁煙するように注意されているが，1日10本ほどかくれて喫煙している。

`演習課題`
- 事例に対するアセスメントを以下の項目に沿って考えてみよう。①身体的アセスメント，②心理的アセスメント，③社会的アセスメント，それぞれのポイントをあげてアセスメントしてみよう。
- アセスメントをもとに，患者さんへの看護技術の提供について，その方法と留意点を考えてみよう。

Ⓕ　褥瘡管理

地域・在宅看護論 p.378-390

1. 褥瘡とは

・褥瘡（じょくそう）とは，臥床（がしょう）（ベッドなどに寝ること）時などにかかる〔❶　　　　　　〕（摩擦・圧

迫とずれ）が原因となる皮膚疾患である[12]。

褥瘡のできる過程	外力が皮膚表層や皮下組織の血管を閉塞させ（虚血），組織の低酸素化，物理的な細胞変形を引き起こすことで，皮膚の細胞が壊死し，褥瘡となる
褥瘡の好発部位（図7-7）	〔❷　　　　〕〔❸　　　　　〕〔❹　　　　　〕 〔❺　　　　　〕などの骨突出部位である

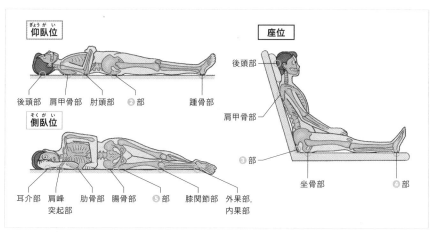

図 7-7　褥瘡の好発部位

2．褥瘡のアセスメント

・「居宅における褥瘡予防・管理（ケア・治療）の流れ」の全体像を，図 7-8 に示す。

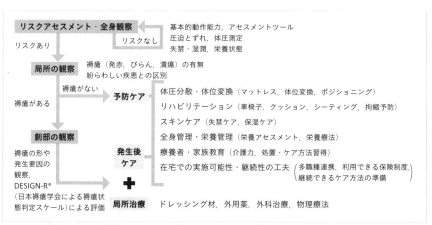

図 7-8　居宅における褥瘡予防・管理の流れ

1 　リスクアセスメントツール

▶〔❻　　　　　　　　　　　　　　〕

・世界共通のリスクアセスメントツールである。

- 圧迫（可動性，活動性，知覚の認知）と組織耐久性（湿潤，摩擦とずれ，栄養状態）の6項目からなる[13]。各項目を4または3段階で評価する。
- 合計点は6〜23点であり，17点以下（入院中は14点以下）の場合，褥瘡発生リスクが高いと判断する。

◈ **褥瘡に関する危険因子評価票**（厚生労働省作成）

- 褥瘡に関する〔　❼　　　　　　〕の評価は，入院基本料や訪問看護療養費の算定要件である「褥瘡対策の診療計画書」の項目による。
- 日常生活自立度の低い療養者について，基本的動作能力，病的骨突出，関節拘縮，栄養状態低下，皮膚脆弱性〈浮腫，スキン‐テア（皮膚裂傷）〉を，二件法（できる/できない，なし/あり）で評価する。

◈ 〔　❽　　　　　　　　　〕

- わが国の在宅高齢者用に作成されたスケールである。
- 前段階要因（自力体位変換不可，骨突出，栄養状態悪い，介護知識がない）と引き金要因（体圧，湿潤，ずれ，栄養）をYes/Noで採点し，合計点を評価する[14]。

2 ┃ 圧迫とずれ

- 療養者の〔　❾　　　　　　　　　〕（臥床，座位）と〔　❿
　　　　〕を確認する。

3 ┃ 失禁・湿潤

- 尿・便失禁は皮膚を浸軟（ふやけ）させ，外力への耐久性を下げて，圧迫や摩擦の影響を〔　⓫　　**強める・弱める**　〕。
  ➡ 失禁の程度，おむつやパッドの交換頻度を確認する。

4 ┃ 栄養状態

〈栄養状態が及ぼす褥瘡への影響〉

〔　⓬　　　　　〕，貧血，脱水，浮腫	皮膚の脆弱化・病的骨突出・褥瘡治癒遅延の原因となる
肥満	体重がかかる殿部（尻），皮膚どうしが重なる腹部や鼠径部（ももの付け根）に褥瘡が発生しやすくなる
糖尿病，腎機能低下，悪液質	栄養管理を困難にし，褥瘡の治癒を遅延させる

5 ┃ 局所・創部の観察（褥瘡の有無の評価）

- 療養者の皮膚状態を観察し，褥瘡や発赤の有無を確認する。
- 褥瘡の評価には，多職種間におけるいわば共通言語となる「DESIGN-R®2020年版」を用いる。これは，日本褥瘡学会が作成した褥瘡状態判定スケールである。
- 「DESIGN-R®2020年版」の評価項目は，「深さ」「〔　⓭　　　　　　〕」「大きさ」「炎症/感染」「肉芽組織」「壊死組織」「ポケット」の7項目である[15]。
- 褥瘡の深さは，治癒過程を決める最も重要な要素である。「DESIGN-R®2020年

版」の「深さ」の評価項目から抜粋する。

浅い褥瘡

　　d1（持続する発赤）

　　d2（真皮までの損傷）

深い褥瘡

　　D3（皮下組織までの損傷）

　　D4（皮下組織をこえる損傷）

　　D5（関節腔，体腔に至る損傷）

　　DDTI〈急性期の深部損傷褥瘡（DTI）を疑う〉

　　DU（深さの判定が不能）

3. 褥瘡予防とケア

〔⓮　　　　　　　〕分散・体位変換・姿勢保持・頭側挙上制限

・圧迫やずれの予防方法には，⓮ 分散用具（マットレス，クッション）の活用，体位変換，姿勢保持，頭側挙上制限がある。

・⓮ 分散マットレスは，「素材（エア，ウレタンフォーム）」「厚み（普通のマットレスに重ねて使う上敷き型，厚みがあり単独で用いる交換型）」「機能（圧切替型，自動体位変換機能，背上げ対応，拘縮対応，換気）」などで分類される。

・リスクの高い骨突出部や褥瘡部に〔⓭　　　　　　〕がかからないようにし，骨盤と体幹がねじれず，筋緊張のない安楽な姿勢を保持する。

・居宅では，家族やホームヘルパーが体位変換を行うことが多い。

　➡イラストや写真を用いて，体位変換のスケジュールや姿勢保持用ピロー（まくら）の使い方を説明・掲示する。

・ずれ予防のために，頭側挙上角度は原則として 30 度未満にする。

全身管理・栄養療法

・低栄養の療養者が，エネルギーと〔⓰　　**たんぱく質・塩分**　〕を十分に摂取できるよう計画を立てる。

4. 褥瘡ケア

1 ｜ 局所治療

・居宅では〔⓱　　**看護師・療養者**　〕が，現在の治療法が適切かどうかを判断し，主治医に処置の変更を提案する。

　➡⓱ が「褥瘡の治癒過程と治療原則」を理解する必要がある。

・褥瘡の治癒過程は「凝固期→炎症期→増殖期→成熟期」に分類される。

・褥瘡治療の基本は〔⓲　　　　　　　　　〕であり，慢性創傷特有の「〔⓳　　　　　　〕」と呼ばれる阻害要因を取り除く。

〈慢性創傷特有の「 ⑲ 」〉

> 壊死組織（**T**issue non-viable），感染（**I**nfection），湿潤アンバランス；**M**oisture imbalance），創縁（**E**dge）

2 | 利用できる保険制度

・居宅では，衛生材料の使用・処置方法の工夫が必要である。

・訪問時に，「薬剤や衛生材料が不足していないか」「いつ，どのように調達できるか」を確認する。

・家庭にある用品を利用して代替できると，ケアを継続しやすい（例：薬剤塗布時にアイスクリーム用のプラスチック製スプーンを使う）。

演習課題

● 在宅褥瘡治療に利用できる保険制度を調べてみよう。
● 褥瘡予防に利用できる保険制度を調べてみよう。

3 | 家族やホームヘルパーへの教育，多職種間の連携

・家族やホームヘルパーには，「創感染（創部感染）の徴候についての観察点と異常時の対応」についてパンフレットなどで説明する。そして，創処置や予防ケアの〔 ⑳ 〕を一緒に実施して，理解度を確認する。

・居宅における褥瘡ケアでは，看護師以外にも家族やホームヘルパー，主治医など多職種がケアにかかわる。

　➡ケア目標（治癒を目指す，感染予防など）などに関する情報を共有する。

・褥瘡ケアでは，創部や体位を写真撮影して，家族やホームヘルパーへの説明，多職種間の情報共有に用いるとよい。

・治癒が進まない場合や感染が悪化する場合は，皮膚科・形成外科の医師や，「皮膚・排泄ケア認定看護師」（公益社団法人 日本看護協会）がいる専門機関へのコンサルテーション（相談・協議）や通院を検討する。

5. 事例演習：体位変換が困難な人への褥瘡管理

1 | 基本情報

▶ 療養者の情報　Oさん，女性，79歳

▶ 主疾患　パーキンソン病（パーキンソンヤール分類Ⅳ，生活機能障害2度）

▶ 自立度　要介護度3，障害高齢者自立度B2，認知症高齢者自立度Ⅱb

▶ 家族構成　夫と2人暮らし，長女夫婦が同町内に在住

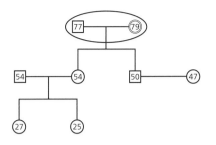

▶ 基本的日常生活動作

食事	排泄	清潔	整容	歩行	階段昇降
一部介助	一部介助	全介助	一部介助	全介助	不可

▶ 手段的日常生活動作

調理	買物	洗濯	掃除	金銭管理	屋外移動
夫・長女が実施	夫が実施	夫が実施	長女が実施	夫が管理	車椅子

▶ 既往歴　なし

▶ 医療処置　褥瘡管理，服薬管理，浣腸・摘便，リハビリテーション

▶ 主な症状　褥瘡，便秘，パーキンソン症状

▶ サービス利用状況　訪問看護は医療保険を利用し介入

	月	火	水	木	金	土	日
午前	訪問診療	訪問看護	訪問看護	訪問入浴	訪問看護	訪問看護	訪問看護
午後	訪問介護	訪問介護	訪問介護	訪問介護	訪問介護	訪問介護	訪問介護

▶ 住環境・地域特性　40年前に購入した都市部郊外の戸建てに居住している。近隣住民は同時期に入居した人が多く，高齢者が多い町となっている。1階リビング横の居室にベッドがあり，ベッド頭側にポータブルトイレ，足元左側にテレビが置いてある。

2　現在の状態・状況

　4年前にパーキンソン病と診断された。通所介護を利用し生活していたが，徐々に off症状になる時間が長くなり，筋強剛や無動症状の増強を認めた。2週間前より起居動作や自力での寝返りができず通所介護の利用が困難となり，褥瘡が出現したため，訪問看護が導入となった。

　訪問看護師の初回訪問時，バイタルサインは体温36.9℃，血圧140/76mmHg，脈72回（整），呼吸18回，SpO_2 97％であり，声かけをすると覚醒し，簡単な会話は可能であった。

　夫の介助のもと1日3回食事時に30分程度は車椅子に移乗しているが，それ以外は臥床し寝るかテレビを観て過ごしている。抗パーキンソン病薬を毎食後服薬しており，服薬後30分～2時間は比較的動きやすくベッド柵に掴まり側臥位で過ごすこともある。そのほかの時間はファーラー位で過ごし，自発的な寝返りはできて

いない。ベッドは2モーター（下肢挙上不可）でウレタンマットレスを使用しており，頭側挙上により体勢の崩れがみられる。排便はポータブルトイレを使用，排尿はほぼおむつ内に失禁であり，夫が1日2回おむつの交換をしている。食事は夫が一口大にカットしたものを自分でフォークを使い，むせることなく食べていたが，ここ1ヶ月は，振戦が強くて摂食がうまくできず，半分以上残すことが増えている。

　推定身長150cm，1ヶ月前に測定した体重が39.0kgで血清アルブミン値は3.2g/dLであった。褥瘡は尾骨部左側にあり，サイズ：1.7cm×1.5cmでDESIGN-R®2020はD3-e3 s3 i1 G5 N3 p0: 15点であった。創部は医師の指示に従い，洗浄後に創部にカデックス軟膏を塗布しガーゼ・ポリウレタンフィルムで保護した。「特別訪問看護指示書」が交付され状態が安定するまで，訪問入浴・訪問診療日以外は連日訪問看護が介入し，また毎夕食時に食事介助と排泄ケア目的で訪問介護が介入することとなった。

演習課題

- 事例に対するアセスメントを以下の項目に沿って考えてみよう。①身体的アセスメント，②心理的アセスメント，③社会的アセスメント，それぞれのポイントをあげてアセスメントしてみよう。
- アセスメントをもとに，患者さんへの看護技術の提供について，その方法と留意点を考えてみよう。

G 服薬管理

※ 地域・在宅看護論 p.390-398

1. 服薬のアセスメント

1 在宅療養における服薬管理

・在宅療養者は複数の慢性疾患を有する場合が多い。この場合，複数の医療機関から薬が処方されやすい。

　➡「薬物有害事象のリスク増加」「服薬過誤」「服薬アドヒアランス（後述）の低下」などにつながる〔❶　　　　　　　　　　　　　　　〕になりやすい。

・在宅療養者が適切な服薬管理を妨げられる主な要因：「多剤投与」「加齢に伴う認知機能の低下（飲み忘れ，病識の欠如，服薬への無理解）」「身体機能の低下（視力・聴力の低下，手指の巧緻性（器用さ）の〔❷　**向上・低下**　〕，嚥下機能の低下）」「環境的要因（外来診察が可能か，同居者の有無，家からかかりつけ薬局までの距離）」。

2 「服薬コンプライアンス」から「服薬アドヒアランス」へ

【従来】

・患者の服薬管理状況は「服薬〔❸　　　　　　　　　　〕」の概念を用いてとらえられてきた。これは「患者が医師の指示どおり服薬すること」[16]を意味する。

　➡この場合，患者は自分の病態はもとより，服用する理由を十分に理解していないため，適切に服薬できていない患者が多くみられていた。

　↓

「説明と同意」の考え方に基づく「インフォームドコンセント」の普及による，医療者と患者の関係性の変化

↓

【現在】

・患者の服薬管理状況を「服薬〔❹　　　　　　〕」の概念を用いてとらえるようになった。これは，医療者が提案する薬物療法の治療方針に，患者が主体的に同意したうえで，その決定に従って治療を受けるという考え方である。

3　「服薬アドヒアランス」に影響する因子

・治療内容（薬物や用法・用量）／患者自身に関連した因子／医療者側の因子／患者と医療者との相互関係／環境，家族や援助者に関連した因子　など

2. 在宅療養における服薬支援

1　看護師による服薬支援

・指示どおりに服薬させるだけでなく，在宅療養者とその家族が理解・納得したうえで〔❺　**主体的・受動的**　〕に服薬できるように支援する。

» 視力障害・聴力障害がある場合

・薬袋や薬を入れている箱などに，薬剤名や服薬時間，服用量などを大きく記す。

・文字を太くしたり目立つ色にしたりして，在宅療養者とその家族が，服用量や時間を確認しやすいようにする。

» 嚥下障害がある場合

・服薬時の姿勢（〔❻　　　　　　〕）について説明する。

・可能であれば医師・薬剤師に報告して，薬剤の形態変更・服用量の調整などを考慮する。

» 認知力低下がある場合

・在宅療養者とその家族と相談し，タイマー付きピル（錠剤・丸薬）ケースや目につきやすい配薬カレンダーを使用する。

» 服薬動作に障害がある場合（手指の変形・麻痺などのため）

・在宅療養者とその家族と相談し，適切に服用できる方法（一包化やホームヘルパーによる服薬介助など）を検討する。

・薬剤形態変更・服用量調整などが必要な際は，医師・薬剤師に報告する。

» 服薬支援の工夫

●薬剤の〔❼　　　　　　〕

・医師の指示のもと薬剤師に依頼し，個別に処方されている薬剤を，たとえば朝・昼・夕ごとに1袋のパックにしてまとめることをいう。

メリット	複数の薬剤を，各々の包装シートから取り出す必要がなくなるので，飲み間違い・飲み忘れを防ぎやすい
デメリット	服用中の薬剤の種類がわからなくなる，服薬調整が行いにくくなる，長期保管ができなくなる

●〔 ⑧   〕や〔 ⑨   〕の利用

・区分けされた場所に内服薬を事前に準備しておき，服用時に1回分ずつ取り出す。

・在宅療養者とその家族が，配薬準備できないときは，看護師が次回訪問日までの内服薬を準備する。

●〔 ⑩   〕

・1週間分の内服薬を，各曜日のポケットに入れて準備できる。看護師の訪問日が少ないため，服薬管理を要する療養者に適している。

2 | 多職種連携による服薬支援

主治医との連携

・処方されている薬剤の服薬状況を管理するとともに，薬の効果や副作用の出現状況を把握し，必要な際は主治医に報告する。

・在宅療養者側が適切に服薬管理できていない，薬の効果が弱い，強い副作用が認められるなどの場合は，具体的な改善策（服薬の一包化，服薬量の調整など）について主治医に確認する。

▶ ホームヘルパーとの連携

・ホームヘルパーができることは服薬〔 ⑪   〕ではなく服薬〔 ⑫   〕である。

・服薬 ⑫ とは，「水の準備→薬をテーブルの上に出して確認する（飲み忘れないようにする）→本人が薬を飲むのを手伝う→後片づけと確認」である（厚生労働省による通知）。

　➡具体的な薬剤管理や服薬に関するアセスメントは，看護師が行うことを忘れてはならない。

▶ 介護支援専門員（ケアマネジャー）との連携

・介護支援専門員（ケアマネジャー）は医療職の資格を有するとは限らないため，薬剤に関する共通理解が得られにくいこともある。

　➡必要な際は，看護師がケアマネジャーに対し，服薬管理状況と薬剤の効果，副作用について情報提供し，連携する。

▶ 薬剤師との連携

・薬剤師は医師の指示のもと，在宅療養者の同意があれば，薬剤の保管状況，服薬状況，重複薬剤の有無などについて，薬学的観点から服薬管理指導を行うことができる。

➡看護師の服薬支援と重なることが多いため，情報を共有して連携する。

〈**薬剤師による服薬管理指導**〉

〔⓭　　　　　〕保険を活用する場合	「（介護予防）居宅療養管理指導」
〔⓮　　　　　〕保険を活用する場合	「在宅患者訪問薬剤管理指導」

3.事例演習：認知機能が低下している人への服薬管理

1 ｜ 基本情報

▶療養者の情報　Ｐさん，男性，74歳

▶主疾患　アルツハイマー型認知症

▶自立度　要介護1，寝たきり度：A1，認知症自立度：Ⅱb

▶家族構成　妻と二人暮らしで主介護者も妻。子供はいないが，集落共同体での地縁関係者は多数いる。

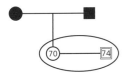

▶基本的日常生活動作

食事	排泄	清潔	整容	歩行	階段昇降
自立	自立	自立	自立	自立	可能

▶手段的日常生活動作

調理	買物	洗濯	掃除	金銭管理	屋外移動
妻が実施	妻が実施	妻が実施	妻が実施	妻が実施	妻介助で可能

▶既往歴　高血圧

▶医療処置　抗認知症薬，降圧薬，緩下剤

▶主な症状　短期記憶障害，易怒性

▶サービス利用状況

	月	火	水	木	金	土	日
午前	訪問看護				訪問看護		
午後							

▶住環境・地域特性　家業として農業を両親から引き継ぎ，増改築した一戸建て住宅に居住している。間取りは8LDKで室内は段差が多く，所有・管理している田畑にすぐにつながるように出口が複数箇所ある。自宅内に浴室はあるが使用しておらず，村で管理している公共浴場へ妻運転の車に同乗して通っている。Ｐさんは，運転免許証は所有しているが，畑で自損事故を起こし，車をぶつけたことか

ら運転を止めている。跡継ぎがいないため，家族農業経営は縮小しており，自宅から隣接した小規模の田畑を管理している。

農村部の平坦な土地で農業用水のためため池管理を区分とし，集落共同体として地域コミュニティが構築されている。地域コミュニティ内の住民同士の結束はとても強く，妻は負担に感じている。買い物や受診には車での移動の必要があるが，狭い道幅の道路が多く，バスなどの交通網も発達していないため，日常生活の移動に車は欠かせない。

2 │ 現在の状態・状況

生まれも育ちも現在の住居であり，妻も近隣の地域コミュニティの出身である。60代前半に両親が立て続けに他界し，農業経営の規模を縮小していくなかで，自治会の会合をたびたび忘れることがあり，近隣住民ともめることがあった。畑の管理に関することで理解力・判断力の低下を認め，近医を受診した。その際にアルツハイマー型認知症と診断され，状態観察・服薬管理目的で訪問看護が導入となった。

生来まじめな性格で，服薬アドヒアランスも高く，自己の服薬は適切に管理できていた。しかし，認知症進行に伴う短期記憶障害によって，朝・夕の定期薬を服薬したことを忘れて，妻に服薬確認をすることが増えてきた。当初は，妻から服薬したことを伝えられると納得していたが，症状進行に伴い服薬のこだわりが強くなり，「まだ薬を飲んでない」「薬飲まないと死んでしまう」と服薬を要求して憤慨（ふんがい）されるようになった。

妻は，夫との関係は良好であり，最後までPさんと現在の住居で暮らしていきたいと考えている。集落全体が高齢化しているなかで，比較的若い年齢であるPさんの認知症を知られたくないという思いが強く，妻がPさんの支援を抱え込んでしまっている。

演習課題
- 事例に対するアセスメントを以下の項目に沿って考えてみよう。①身体的アセスメント，②心理的アセスメント，③社会的アセスメント，それぞれのポイントをあげてアセスメントしてみよう。
- アセスメントをもとに，患者さんへの看護技術の提供について，その方法と留意点を考えてみよう。

ⓗ 日常生活の事故防止・予防

⊗ 地域・在宅看護論 p.398-407

1．転倒・転落の防止

1 │ 転倒・転落がもたらす悪影響

・高齢者は，加齢変化に伴い，骨粗鬆症（こつそしょうしょう）（骨がもろくなる）にかかりやすくなる。

〈転倒・転落で起こりやすい外傷（けが）〉

| 尻もちをついた転倒 | → | 大腿骨頸部骨折（だいたいこつけいぶ），脊椎圧迫骨折（せきつい）など |
| 腕を伸ばした状態での転倒 | → | 上腕骨近位端骨折（じょうわんこつきんいたん），橈骨遠位端骨折（とうこつえんいたん）など |

MEMO

転倒によって頭部を床や地面に強くぶつける	→	硬膜下血腫，脳出血

・骨折や脳出血の治療は，長期間安静が必要なため，寝たきり状態になりやすい。

➡「日常生活動作（ADL）の能力」と「生活の質（QOL）」の低下につながる。

2 | 転倒・転落の要因[17〜20]（図7-9）

〔❶　　　　〕要因（本人に強くかかわる要因） 心理要因／身体要因
〔❷　　　　〕要因（周囲の環境に関係する要因） 生活環境・習慣要因／薬物要因
〔❸　　　　〕要因 対象者要因（対象者（本人）の欲求に基づく要因）／ 介護者要因（介護者の要求に基づく要因）

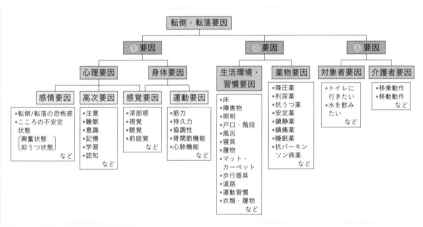

図 7-9　転倒・転落要因の分類

3 | 転倒・転落のリスク

・「転倒のハイリスク者（転倒歴がある人も含む[22]）」を選定でき，かつ高齢者自身も記入できる。「転倒スコア」（表7-11）がある[21]。

・内的要因16項目と外的要因6項目からなる。全22項目を「はい/いいえ」で判定し，1項目あたり1点で合算し，合計が10点以上の場合は「転倒のハイリスク者」と判断できる。

表 7-11　転倒スコア

転倒要因	番号	質問内容	判定	
内的要因	1)	過去 1 年間に転んだことがありますか 「はい」の場合，転倒回数（　　　回 / 年）	はい	いいえ
	2)	つまずくことがありますか	はい	いいえ
	3)	手すりにつかまらず，階段の昇り降りができますか	はい	いいえ
	4)	歩く速度が遅くなってきましたか	はい	いいえ
	5)	横断歩道を青のうちに渡りきれますか	はい	いいえ
	6)	1 キロメートルぐらい続けてあるけますか	はい	いいえ
	7)	片足で 5 秒くらい立っていられますか	はい	いいえ
	8)	杖を使っていますか	はい	いいえ
	9)	タオルを固く絞れますか	はい	いいえ
	10)	めまい，ふらつきがありますか	はい	いいえ
	11)	背中が丸くなってきましたか	はい	いいえ
	12)	膝が痛みますか	はい	いいえ
	13)	目が見えにくいですか	はい	いいえ
	14)	耳が聞こえにくいですか	はい	いいえ
	15)	物忘れが気になりますか	はい	いいえ
	16)	転ばないかと不安になりますか	はい	いいえ
外的要因	17)	毎日お薬を 5 種類以上飲んでいますか	はい	いいえ
	18)	家の中で歩くとき暗く感じますか	はい	いいえ
	19)	廊下，居間，玄関によけて通るものが置いてありますか	はい	いいえ
	20)	家の中に段差がありますか	はい	いいえ
	21)	階段を使わなくてはなりませんか	はい	いいえ
	22)	生活上，家の近くの急な坂道を歩きますか	はい	いいえ

出典／鳥羽研二，大河内次郎：転倒リスク予測のための「転倒スコア」の開発と妥当性の検証．転倒ハイリスク者の早期発見の評価方法作成ワーキンググループ．日本老年医学会雑誌 42（3），p.346-352，2005.，をもとに作成．

4　転倒・転落の防止

・転倒・転落を防止するため，「転倒スコア」による評価結果を活用し，リスクの高い対象者や家族に対して，適切な看護介入を行う。

〈適切な看護介入の内容〉

疾病の予防・治療／適切な〔 ❹　　　　　〕の使用／〔 ❺　　　　　〕能力の維持・向上／転倒問題に関する教育／環境の整備

2. 誤嚥・窒息の防止

▸ 摂食・嚥下のしくみ

〈摂食・嚥下のメカニズム〉[23] (図7-10)

〔 ⑥ 〕期：食物を認識し，何を食べるかを選ぶ	
↓	
〔 ⑦ 〕期：選んだ物を口に運び，しっかりと噛む	
↓	
〔 ⑧ 〕期：意識して喉の奥へ飲み込む	
↓	
〔 ⑨ 〕期：食べ物が咽頭を通る	
↓	
〔 ⑩ 〕期：食べ物が食道を通る	

・「摂食・嚥下のメカニズム」を経た食べ物は，胃へと流れる。

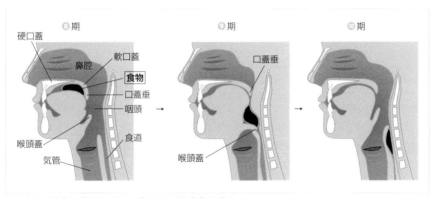

図7-10　摂食・嚥下のメカニズムにおける食物の動き

▸ 誤嚥・窒息の防止対策

・「KTバランスチャート」[24] (Kuchikara Taberu Index[25]) を活用して，判定が低い項目（課題項目）や判定が高い項目（強み項目）を把握する。
・口から食べる一連の行為について，先行期から複合的にアセスメントし[26]，課題項目を補いながら，強み項目を生かした看護支援を考えていく。
・嚥下反射の惹起遅延（なかなか飲み込まない・飲み込めない），咽頭残留，むせなどに原因がある場合は[26]，歯科医・歯科衛生士，言語聴覚士らと連携を図る。

〈摂食嚥下機能を高めるための看護ケア介入〉

〔 ⑪ 〕体操[27]	「パパパパ…」「タタタタ…」「カカカカ…」「ラララ…」と発音練習することで，口周囲や舌の筋力を高められる

ぶくぶくうがい[27]	少量の水（空気でも可）を口に含み，「ブクブクブク…」と頬を 10 秒程度動かす。これを 3 〜 4 回繰り返すことで，口周囲の筋力向上と口腔ケアを同時に行える

・対象者の嚥下機能と口腔状態に適した介入方法を考えて，口腔や嚥下の機能を維持・向上することが，誤嚥・窒息の防止につながる。

3. 熱傷・凍傷の防止

・熱傷の原因の多くは，やかんや鍋のお湯，天ぷら油，コーヒーやお茶などの飲み物などである。

〈熱傷の主な原因とその防止対策〉

	主な原因	防止対策
乳幼児の場合	炊飯器やポットの蒸気に手をかざすこと，グリル付きコンロに触ること[28]	炊飯器やグリル付きコンロなどの危険な場所に近づかないよう，ベビーゲートやフェンスなどで遮る
高齢者の場合	飲食や入浴時，調理時など[29] のほか，湯タンポ，電気毛布，カイロなどによる低温やけど	調理器具をガスコンロだけでなく，タイマーや温度設定の機能が付いた電磁調理器・電子レンジに変えることを提案する

・寒さと空気の乾燥が長時間続くと，皮膚のひび割れ，凍傷（しもやけやあかぎれ）が生じるので，冬場の外出時などは手袋やマフラー等の防寒対策をする。

4. 熱中症の防止

・「環境」「からだ」「行動」の 3 つの要因により，汗や皮膚温度による調整機能のバランスが崩れて，体温が上昇すると，身体に熱がどんどん溜まる。こうした状態を〔⓬　　　　　　〕という[30]。

〈3つの要因の具体例〉[30]

環境	気温や湿度が高い，閉め切った屋内，エアコンのない部屋など
からだ	高齢者や乳幼児，肥満の場合，糖尿病や精神疾患などの持病，低栄養状態，脱水状態など

行動	長時間の屋外作業，激しい筋肉運動，慣れない運動，水分補給できない状況など

・⑫になる要因を極力なくし，また仮になっても悪化させないためには，次のような⑫の防止対策を行う。

〈⑫の防止対策例〉

生活環境などの整備
・夏場の室内（労働）環境の基準：室温 17〜28℃以下，湿度 40〜70％以下[31]
・こまめな水分・塩分補給と体温測定

疾病予防などの健康管理
・室内でのラジオ体操や自力での室内移動を積極的に行い，閉じこもり状態にならないような活動習慣をつける

外出などの行動計画
・非常に気温が高くなる時間帯（11〜15時）はなるべく避けて，早朝などの涼しい時間帯に外出する
・涼しい服装で日傘・帽子を利用し，首元に冷却タオルを巻くなどの事前準備をしたうえで，麦茶などの水分入り携帯用ボトルを持参する

5. 独居・認知症高齢者の防災

・2004（平成16）年に豪雨被害を受けた新潟県三条市は，高齢者を次の2つに分類して災害避難体制を構築している[32]。

高齢者の分類	災害避難時の支援
避難行動要支援者（独居高齢者世帯，身体障害がある高齢者世帯など）	自治会・自主防災組織，消防団，介護サービス事業者が担う
情報伝達要支援者（家族や介護者がいる場合）	民生委員，介護サービス事業者が担う

・独居高齢者や認知症高齢者のみの世帯は日頃から，近隣住民と交流する機会が少ない生活環境にあることも想定される。
　➡災害時に独居高齢者や認知症高齢者が，医療・介護・福祉などの各種専門職者の支援を受けながら滞在できる場所として〔⑬　　　　　〕を設けて活用することがある。

6. 事例演習：熱中症の防止・予防

1 | 基本情報

» 療養者の情報　Qさん，女性，85歳

- 主疾患　本態性高血圧，慢性便秘，慢性腰痛症
- 自立度　要支援1，A1，Ⅰ
- 家族構成　独居，同市内に長女（60歳）が住んでいる。県外に長男（65歳）もいるが，ほとんど家に帰ることはない。

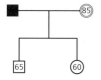

- 基本的日常生活動作

食事	排泄	清潔	整容	歩行	階段昇降
自立	自立	自立	自立	室内は伝い歩行である。	不可

- 手段的日常生活動作

調理	買物	洗濯	掃除	金銭管理	屋外移動
調理はできるが，固いものは包丁で切ることができない。	長女と一緒に週2回出かけている。	洗濯機は使えるが，洗濯物は干せない。	要介助	自立	手押し車

- 既往歴　老人性白内障（75歳）
- 医療処置　抗高血圧薬（ノルバスクOD，ラシックス，カルデナリン），下剤（ラキソベロン，ブルゼニド），ロキソニン湿布
- 主な症状　便秘，肩こり，腰痛，冷え性
- サービス利用状況

	月	火	水	木	金	土	日
午前	デイサービス		訪問介護	デイサービス			
午後							

- 住環境・地域特性　山間部にあり，先祖代々から受け継がれている一軒家で暮らしている。近隣の人々の多くは，農業を営んでおり，築100年近くたつ家々もある。高齢化率は45％と高く，高校を卒業した若者らは，就職や進学などでその土地を離れていく者もいれば，家業を継ぐ者や公務員のほか，介護士として働く者もいる。町内会の活動よりも農業協同組合の活動が活発で，田植えや稲刈りなどの繁忙期には，農家同士が互いに手伝っている。高齢者施設は点在しているものの，小学校および中学校の多くは廃校となり，現在では唯一，合併した小中学校が1校のみ存在する。夕方17時には，小中学校生に対して，帰宅するように促す町内放送が流れる。地域の人々は皆顔見知りであり，助け合い精神がある。

2　現在の状態・状況

　Qさんは20年前に，夫は他界している。収入は国民年金のみで，同町内に住む長女（60歳）の運転で一緒に週2回（火・金）は大型スーパーへ買い物に出かけて

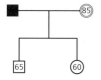

いる。屋外の移動は，疲れたら座ることができる手押し車を利用している。家の中の移動は，手すりを伝ってトイレやお風呂へ移動している。

　入浴は，自分で背中が洗えないため，1週間に2回のデイサービスを利用して行っている。調理は週2回（火・金）の買い物後に，娘と一緒にかぼちゃといもの煮物やおでんなどの常備できる食事を2日間分調理している。洗濯機は使えるものの，肩を上げることができないため，洗い終えた洗濯物を干してもらうために，訪問介護サービスを利用している。

　毎日朝5時頃に起床し，ごはんと漬物，みそ汁を準備し，食べている。テレビを見ながら終日過ごす居間には，こたつ（テーブル）があり，好物のせんべい類が常備されている。長女には，「身体を冷やすのは健康に良くない」といつも話し，夏場でも冷蔵庫には冷茶（麦茶）などはなく，電気ポットで湯を沸かして，急須から入れた緑茶を飲んでいる。

　週1回は内科または整形外科を受診し，薬が処方される。薬はあまり飲み忘れることはなく，緑茶と一緒に内服している。腰痛があり，病院処方の湿布（ロキソニン）を貼っている。血圧は160～180/70～90mmHgで推移しているが，自覚症状は肩こりがある程度である。冷え性であり，10月から翌年6月くらいまでこたつを出して生活している。お茶は毎食後に飲むほか，せんべいなどのおやつを食べた後に飲む程度である。夜中は，排尿が近くなるのが嫌で，寝る前に水分は摂っていない。のどの渇きなどを自覚することもない。現在は6月である。

演習課題

- 事例に対するアセスメントを以下の項目に沿って考えてみよう。①身体的アセスメント，②心理的アセスメント，③社会的アセスメント，それぞれのポイントをあげてアセスメントしてみよう。
- アセスメントをもとに，患者さんへの看護技術の提供について，その方法と留意点を考えてみよう。

文献
1）松村ちづか執筆：第6章 生活の場における看護の基本/2 信頼関係の形成・意思決定への支援〈原礼子編著：プリンシプル在宅看護学，医歯薬出版，2015，p.93-112.〉
2）大谷佳子著：対人援助の現場で使える 聴く・伝える・共感する技術 便利帖，翔泳社，2017，p.2.
3）厚生労働省：地域ケア会議の運営について.
https://www.mhlw.go.jp/file/05-Shingikai-12301000-Roukenkyoku-Soumuka/4_9_2.pdf （最終アクセス日：2022/9/27）
4）宮坂忠夫他編：最新 保健学講座，別巻1 健康教育論，メヂカルフレンド社，2006，p.10.
5）宮坂忠夫他編：最新 保健学講座，別巻1 健康教育論，メヂカルフレンド社，2006，p.132.
6）全国訪問看護事業協会：「訪問看護事業所におけるサービス提供の在り方に関する調査研究事業」報告書，2003.
https://www.zenhokan.or.jp/pdf/surveillance/H14-1.pdf （最終アクセス日：2022/9/27）
7）菊池有紀他著：在宅重度要介護高齢者の排泄介護における家族介護者の負担に関連する要因，国際医療福祉大学紀要，15（2），2011，p.13-23.
8）石原英樹他編集：呼吸器看護ケアマニュアル，中山書店，2014，p.233・249・252-255.
9）日本呼吸器学会 COPDガイドライン第4版作成委員会編集：COPD（慢性閉塞性肺疾患）診断と治療のためのガイドライン，第4版，メディカルレビュー社，2013，p.66-71，82.
10）厚生労働省 介護予防マニュアル改訂委員会：介護予防マニュアル，改訂版，2012.
http://www.mhlw.go.jp/topics/2009/05/dl/tp0501-1_1.pdf （最終アクセス日：2022/9/27）
11）道又元裕編：人工呼吸ケアのすべてがわかる本，照林社，2007，p.150，347-348.

12）日本褥瘡学会 教育委員会 ガイドライン改訂委員会著：褥瘡予防・管理ガイドライン（第 4 版），日本褥瘡学会誌，17（4），2015，p.487-557.

13）日本褥瘡学会編集：ベストプラクティス 医療関連機器圧迫創傷の予防と管理，日本褥瘡学会，2016．www.jspu.org/jpn/info/pdf/bestpractice_.pdf（最終アクセス日：2022/9/27）

14）村山志津子他著：褥瘡発生に関連する介護力評価スケールの作成と信頼性の検討，日本褥瘡学会誌，6（4），2004，p.647-651.

15）日本褥瘡学会編集：改定 DESIGN-R®2020 コンセンサス・ドキュメント．照林社，2020．http://www.jspu.org/jpn/member/pdf/design-r2020_doc.pdf（最終アクセス日：2022/9/27）

16）上島国利他編：知っておきたい精神医学の基礎知識；サイコロジストとメディカルスタッフのために，第 2 版，誠信書房，2013，p.323-330.

17）川上治他著：高齢者における転倒・骨折の疫学と予防，日本老年医学会雑誌，43（1），2006，p.7-18.

18）黒川美知代著：急性期病院における転倒予防対策チーム；医療安全管理者として－患者の行動支援を基本に多職種で検討する－，MB Medical Rehabilitation，221，p.8-13，2018.

19）亀井智子執筆：第 5 章 高齢者看護の実践 / B 転倒の予防と看護〈亀井智子他編集：高齢者看護学，第 3 版，中央法規出版，2018，p.200〉

20）上内哲男著：転倒につながるリスクとは？，ディアケア，2019．https://www.almediaweb.jp/expert/feature/1911/index02.html（最終アクセス日：2022/9/27）

21）鳥羽研二他著：転倒リスク予測のための「転倒スコア」の開発と妥当性の検証，日本老年医学会雑誌，42（3），2005，p.346-352.

22）新野直明執筆：第 3 章 在宅医療の対象別諸課題 / Ⅱ 各論 /4 転倒〈日本在宅医学会テキスト編集委員会編：在宅医学，メディカルレビュー社，2008，p.282-285.〉

23）竹市美加著：患者の「食べたい」をアセスメントする，看護技術，66（10）9 月号，2020，p.17-21.

24）小山珠美編集：口から食べる幸せをサポートする包括的スキル；KT バランスチャートの活用と支援，医学書院，2015，p.17-18.

25）K. Maeda, H. Shamoto et al.: Reliability and Validity of a Simplified Comprehensive Assessment Tool for Feeding Support ; Kuchi-Kara Taberu Index, J Am Geriatr Soc., 64（12）, e248-252, 2016.

26）小山珠美著：特集 地域の「食」を支える取り組み / 口から食べるリハビリテーション，日本静脈経腸栄養学会雑誌，30（5），2015，p.1113-1118.

27）大阪府歯科医師会：高齢者のための新しい口腔保健指導ガイドブック．https://www.oda.or.jp/pdf/pab_m06.pdf（最終アクセス日：2022/9/27）

28）政府広報オンライン：家の中の思わぬ危険 乳幼児のやけど事故にご注意を！https://www.gov-online.go.jp/useful/article/201802/1.html（最終アクセス日：2022/9/27）

29）若濱奈々子・北川公子著：高齢者の日常生活にみられる熱傷原因に関する文献検討，共立女子大学看護学雑誌，7，2020，p.51-58.

30）環境省：熱中症予防情報サイト / 熱中症の基礎知識．https://www.wbgt.env.go.jp/doc_prevention.php（最終アクセス日：2022/9/27）

31）中央労働災害防止協会 安全衛生情報センター：事務所衛生基準規制 / 第 2 章 事務室の環境管理 / 作業環境測定等 第 7 条．https://www.jaish.gr.jp/anzen/hor/hombun/hor1-2/hor1-2-36-2-0.htm（最終アクセス日：2022/9/27）

32）内閣府：防災情報のページ / 災害時要援護者対策－新潟県三条市－．https://www.bousai.go.jp/taisaku/hisaisyagyousei/youengosya/pdf/jitsurei_nigata.pdf（最終アクセス日：2022/9/27）

参考文献

・CDC：Guideline for Prevention of Catheter-Associated Urinary Tract Infections（2009）．https://www.cdc.gov/infectioncontrol/guidelines/cauti/index.html（最終アクセス日：2022/9/29）

・Nestlé Nutrition Institute：簡易栄養状態評価表（Mini Nutritional Assessment：MNA®）．http://www.mna-elderly.com/forms/MNA_japanese.pdf（最終アクセス日：2022/9/29）

・穴澤貞夫他編：排泄リハビリテーション；理論と臨床，中山書店，2009.

・池尾美城他著：在宅中心静脈栄養法 / 在宅成分栄養経管栄養法〈宮崎歌代子，鹿渡登史子編：在宅療養指導とナーシングケア；退院から在宅まで〉，医歯薬出版，2002.

・市川洌他著：福祉用具支援論；自分らしい生活を作るために，テクノエイド協会，2006.

・浦部昌夫他編集：今日の治療薬；解説と便覧 2019，南江堂，2019.
・小山茂樹監修，西山順博著：胃ろう（PEG）ケア；はじめの一歩，秀和システム，2010.
・川村佐和子監修・中山優季編集：難病看護の基礎と実践；すべての看護の原点として〈ナーシング・アプローチシリーズ〉，改訂版，桐書房，2016.
・木之瀬隆編著：これであなたも車いす介助のプロに！；シーティングの基本を理解して自立につなげる介助をつくる〈基礎から学ぶ介護シリーズ〉，中央法規出版，2008.
・後藤百万・渡邉順子編集：徹底ガイド 排尿ケア Q ＆ A 全科に必要な知識のすべて！〈ナーシングケア Q ＆ A No.12〉，総合医学社，2006.
・五味田裕監修，荒木博陽編集：臨床場面でわかる！くすりの知識；ナースが出会う 14 の場面 134 の疑問，改訂第 2 版，南江堂，2019.
・椎名美恵子・家崎芳恵監修：ナースのためのやさしくわかる訪問看護；ひとりでの対応がスムーズにできる，ナツメ社，2018.
・標奈美子執筆：第 5 章 A 家庭訪問における保健指導〈中村裕美子他著：標準保健師講座 2 公衆衛生看護技術，第 4 版，医学書院，2020，p.134-142.〉
・正野逸子・本田彰子編著：看護実践のための根拠がわかる 在宅看護技術，第 3 版，メヂカルフレンド社，2015.
・田中良子監修・編集，木村健編集：薬効別服薬指導マニュアル，第 9 版，じほう，2018.
・鳥羽研二監修：高齢者の転倒予防ガイドライン，メジカルビュー社，2012.
・日本呼吸器学会 NPPV ガイドライン作成委員会編集：NPPV（非侵襲的陽圧換気療法）ガイドライン，改訂第 2 版，南江堂，2015.
・日本コンチネンス協会ホームページ．https://www.jcas.or.jp/home（最終アクセス日：2022/9/27）
・日本消化器病学会関連研究会 慢性便秘の診断・治療研究会編集：慢性便秘症診療ガイドライン 2017，南江堂，2017.
・日本褥瘡学会編集：在宅褥瘡予防・治療ガイドブック，第 3 版，照林社，2015.
・日本褥瘡学会：平成 30（2018）年度 診療報酬・介護報酬改定／褥瘡関連項目に関わる指針．http://www.jspu.org/jpn/info/pdf/hosyukaitei2018_.pdf（最終アクセス日：2022/9/27）
・日本訪問看護財団監修・柏木聖代他著：訪問看護基本テキスト 総論編，日本看護協会出版会，2018.
・野中猛他著：ケア会議の技術，中央法規出版，2007.
・播本高志・岩川精吾編著：高齢者ケア必携 よく使われる薬ハンドブック，第 2 版，中央法規出版，2014.
・菱沼典子著：看護形態機能学；生活行動からみるからだ，第 4 版，日本看護協会出版会，2017.
・宮嶋正子監修，藤本かおり編集：はじめてでもやさしいストーマ・排泄ケア；基礎知識とケアの実践，学研メディカル秀潤社，2018.
・宮田乃有編：はじめてみよう訪問看護；カラービジュアルで見てわかる！，メディカ出版，2020.
・山内豊明著：フィジカルアセスメントガイドブック；目と手と耳でここまでわかる，第 2 版，医学書院，2011.
・吉浜文洋・南風原泰編：精神科ナースが行う服薬支援；臨床で活かす知識とワザ，中山書店，2010.
・日本創傷・オストミー・失禁管理学会編：排泄ケアガイドブック；コンチネンスケアの充実をめざして，照林社，2017.

MEMO

〈新体系看護学全書〉準拠

地域・在宅看護論まとめノート
（別冊解答付）

2023年7月10日　　第1版第1刷発行　　　　　　　　　　　　　　定価（本体1,900円＋税）

総監修　｜　河野あゆみ ©　　　　　　　　　　　　　　　　　　　　　〈検印省略〉

発行者　｜　亀井　淳

発行所　｜　**株式会社 メヂカルフレンド社**

https://www.medical-friend.co.jp
〒102-0073　東京都千代田区九段北3丁目2番4号　麴町郵便局私書箱48号
電話　（03）3264-6611　振替　00100-0-114708

Printed in Japan　落丁・乱丁本はお取り替えいたします
印刷・製本｜日本ハイコム（株）
ISBN978-4-8392-1698-6　C3347　　　　　　　　　　　　　　　　107190-168